超声引导下肌肉骨骼操作实用图谱

Ultrasound Guided Musculoskeletal Procedures in Sports Medicine
A Practical Atlas

Dinesh Sirisena　原著

陶 涛　姜 妤　译校

U0233196

北京大学医学出版社

CHAOSHENG YINDAOXIA JIROU GUGE CAOZUO SHIYONG TUPU

图书在版编目（CIP）数据

超声引导下肌肉骨骼操作实用图谱 / （英）迪内希·西里塞纳（Dinesh Sirisena）原著；陶涛，姜好译校 . —北京：北京大学医学出版社，2022.11
书名原文：Ultrasound Guided Musculoskeletal Procedures in Sports Medicine：A Practical Atlas
ISBN 978-7-5659-2741-6

Ⅰ. ①超…　Ⅱ. ①迪…　②陶…　③姜…　Ⅲ. ①超声应用 – 骨疾病 – 治疗 – 图解 ②超声应用 – 肌肉疾病 – 治疗 – 图解
Ⅳ. ① R681.05-64 ② R685.05-64

中国版本图书馆 CIP 数据核字（2022）第 168527 号

北京市版权局著作权合同登记号：图字：01-2022-4714

Ultrasound Guided Musculoskeletal Procedures in Sports Medicine：A Practical Atlas
Dinesh Sirisena
ISBN: 978-0-323-91014-9
Copyright © 2021 Elsevier Inc. All rights reserved.
Authorized Chinese translation published by Peking University Medical Press.
《超声引导下肌肉骨骼操作实用图谱》（陶涛　姜好　译校）
ISBN: 978-7-5659-2741-6
Copyright © Elsevier Inc. and Peking University Medical Press. All rights reserved.
No part of this publication may be reproduced or transmitted in any form or by any means, electronic or mechanical, including photocopying, recording, or any information storage and retrieval system, without permission in writing from Elsevier Inc. Details on how to seek permission, further information about the Elsevier's permissions policies and arrangements with organizations such as the Copyright Clearance Center and the Copyright Licensing Agency, can be found at our website: www.elsevier.com/permissions.
This book and the individual contributions contained in it are protected under copyright by Elsevier Inc. and Peking University Medical Press (other than as may be noted herein).
This edition of Ultrasound Guided Musculoskeletal Procedures in Sports Medicine：A Practical Atlas is published by Peking University Medical Press under arrangement with Elsevier Inc.
This edition is authorized for sale in China only, excluding Hong Kong, Macau and Taiwan. Unauthorized export of this edition is a violation of the Copyright Act. Violation of this Law is subject to Civil and Criminal Penalties.
本版由 Elsevier Inc. 授权 Peking University Medical Press 在中国大陆地区（不包括香港、澳门以及台湾地区）出版发行。
本版仅限在中国大陆地区（不包括香港、澳门以及台湾地区）出版及标价销售。未经许可之出口，视为违反著作权法，将受民事及刑事法律之制裁。
本书封底贴有 Elsevier 防伪标签，无标签者不得销售。

超声引导下肌肉骨骼操作实用图谱

译　　　校：陶涛　姜好
出版发行：北京大学医学出版社
地　　　址：（100191）北京市海淀区学院路 38 号　北京大学医学部院内
电　　　话：发行部 010-82802230；图书邮购 010-82802495
网　　　址：http://www.pumpress.com.cn
E-mail：booksale@bjmu.edu.cn
印　　　刷：北京信彩瑞禾印刷厂
经　　　销：新华书店
责任编辑：王智敏　　责任校对：靳新强　　责任印制：李　啸
开　　　本：889 mm×1194 mm　1/16　印张：15.75　字数：258 千字
版　　　次：2022 年 11 月第 1 版　2022 年 11 月第 1 次印刷
书　　　号：ISBN 978-7-5659-2741-6
定　　　价：158.00 元
版权所有，违者必究
（凡属质量问题请与本社发行部联系退换）

译者前言

　　超声作为一种实时、便携、无辐射的影像学技术，近 20 年来在国内以麻醉、疼痛、重症医学为代表的临床科室中得到了极大的发展，广泛用于引导各类穿刺操作和心、肺等脏器功能的评估和监测。肌肉骨骼超声是近年来超声领域发展最快的分支之一。对于从事疼痛诊疗工作的麻醉医师和疼痛医师而言，每天都会面对肩袖损伤、"网球肘"（肱骨外上髁肌腱炎）、"妈妈手"（狭窄性腱鞘炎）和髋关节、膝关节、踝关节以及足跟等与肌肉骨骼密切相关的疼痛患者。因此，掌握肌肉骨骼超声不能仅限于运动医学医师、物理治疗师等相关人员，对于从事疼痛诊疗的麻醉医师、疼痛医师也非常重要。

　　初读本书，即被简洁实用的操作指南、精美的解剖图片、临床照片和超声图像吸引。深入阅读，惊异于本书内容之丰富完整——涵盖从颈部到足趾的所有由运动损伤造成的肌肉骨骼疾患可能需要的注射治疗，并详细描述了每种治疗操作中的细节，尤其适合刚开展此类诊疗操作人员随身携带，时习而温故。因此，我们决定翻译此书，既是鞭策自己学习肌肉骨骼超声，也期盼能为国内有志于从事疼痛学、运动医学、康复医学等学科的同道们提供一本便携的临床操作参考书。

　　衷心感谢原著作者 Dinesh Sirisena 博士对本书倾注的心血。同时感谢北京大学医学出版社王智敏编辑对全书编辑工作的付出。本书英文原名为 *Ultrasound Guided Musculoskeletal Procedures in Sports Medicine：A Practical Atlas*，我们在翻译时特意将书名译为《超声引导下肌肉骨骼操作实用图谱》，是期望本书可以不限于运动医学，而是成为致力于疼痛诊疗、运动医学、康复医学等学科的同道们沟通的桥梁。由于译者的学科所限，对书中个别内容的理解和表达可能有不尽之处，敬请各位同道、读者指正。未来我们共同进步！

陶涛　姜妤

目　录

作者简介

Dinesh Sirisena 博士是 Khoo Teck Puat 医院（Khoo Teck Puat Hospital，KTPH）的体育与运动医学（Sports and Exercise Medicine，SEM）顾问医师。自巴兹与伦敦医学院（Bart's and the London Medical School）毕业后，他在伦敦完成了 SEM 培训，随后来到新加坡工作。尽管 Sirisena 博士的收治范围广泛，包括运动相关和所有肌肉骨骼疾病，但他的兴趣点主要集中于髋部、脊柱和肩部损伤。除了提供康复治疗和集束型冲击波治疗外，Sirisena 博士还是 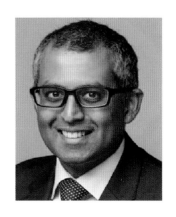 一名肌肉骨骼超声介入医师，开展诊断性超声扫描以及针对性的治疗如富血小板血浆、自体再生注射疗法、大容量注射、脊髓及周围神经注射和肌腱剥离治疗。为此，他撰写了《超声引导下肌肉骨骼操作实用图谱》。

Sirisena 博士是欧洲职业高尔夫协会在亚洲的提名医师，除此之外，他还与很多精英和大众参与的体育项目合作。他为新加坡足球协会、新加坡橄榄球协会、渣打马拉松及其他运动赛事提供医疗服务。他曾作为新加坡国家队的队医参加 2017 年东南亚运动会（马来西亚吉隆坡）和 2018 年亚洲运动会（印度尼西亚巨港）。

Sirisena 博士是 Yong Loo Lin 医学院（新加坡国立大学）和 Lee Kong Chian 医学院（南洋理工大学）的兼职助理教授。他还参与了多项研究项目，在著名期刊上发表数篇研究论文，并受到了同行们的评议。事实上，他主要的写作动机之一是帮助他的同龄人和学生培养自己的研究兴趣和好奇心。

关注他的 Twitter（@sports_med_doc）或 Instagram（@sport_med_doc），并查阅 www.sportsmedinfo.sg，可为临床医师和患者提供免费的资源。

原著序

　　我很荣幸能为《超声引导下肌肉骨骼操作实用图谱》这本优秀的书作序。本书由 Dinesh Sirisena 博士撰写，旨在为所有有兴趣学习超声引导下治疗肌肉骨骼运动损伤的人提供有效且实用的指南。对于有经验的医务工作者来说，也可将本书视为极有价值的备忘录，从中寻求方便易得的参考资料。

　　我与 Dinesh 初识于 5 年前，彼时他刚刚入职 Khoo Teck Puat 医院的运动医学中心。该中心是新加坡最有名的运动医学中心之一，业内著名的 Teh Kong Chuan 博士和 Teoh Chin Sim 博士即供职于此。尽管当时 Dinesh 相对年轻，但他很快就在当地和所在地区的运动医学界站稳了脚跟，将他的出现形容为横空出世亦毫不夸张。除了在各层次运动医学领域的临床工作外，Dinesh 还是一位热情的演说家、教师和作家，同时他也与包括肌肉骨骼领域放射学界等一系列医疗和保健从业者积极合作。事实上，他的到来是英国的损失，新加坡的重大收获。

　　《超声引导下肌肉骨骼操作实用图谱》内容丰富，涵盖了从颈部到足趾的所有由运动损伤造成的肌肉骨骼疾患可能需要的注射治疗，并详细描述了每种治疗操作中的细节。本书的最大亮点是众多精美的插图，包括解剖线条图、临床照片及超声图像，所有这些为配套的文字描述提供了视觉上的强化。

　　我强烈推荐这本书，并对 Dinesh 的出色工作表示最衷心的祝贺！

Wilfred CG Peh 教授，医学博士，医学和外科学学士（MBBS），

FRCPG，FRCPE，皇家放射学院院士（FRCR）

Khoo Teck Puat 医院　影像诊断科　高级顾问医师、主任

新加坡国立大学　Yong Loo Lin 医学院　临床教授

2020 年 10 月于新加坡

原著前言

超声引导下操作已成为肌肉骨骼影像医师、运动医学医师、执业范围扩展型物理治疗师和影像技师的重要技能。超声引导下治疗由于进针准确，能够避免周围组织的损伤，已经取代了非引导注射。超声引导下注射治疗应由受过肌肉骨骼超声培训和练习的专业人士实施，以确保在治疗前能正确识别解剖结构和病理改变。

本书并不能替代超声理论教育、实践训练和有经验导师的指导。而是作为有经验操作者的参考或补充，以便携手册的形式指导他们提供和开展相关实践操作。

除了提供相关实践操作的概述外，本书还提供了有关患者体位摆放、穿刺针引导以及在不同的解剖区域可以实施何种操作的技巧。

本书内容按主要解剖区域分为肩部、肘部、腕部和手部、脊柱、髋部、膝部、踝部和足部。

在每个解剖区域，治疗又分为针对关节、肌腱、关节囊、神经、韧带、肌肉及其他结构。经过本书的学习，操作者必须在实施注射前能够识别以上结构，从而区分哪些位置可以治疗，哪些位置不能治疗。

预祝您在肌肉骨骼超声和超声引导治疗方面取得进步。能够参与肌肉骨骼医学方面的工作是十分令人振奋的！

致　谢

仅以此书献给我的父母。

感谢 Teoh Chin Sim 博士鼓励我撰写此书。

感谢 Wilfred Peh 博士为本书撰写序言。

感谢 Wang Ming Chang 博士和 Benjamin Soh 博士对稿件的反馈意见。

感谢 Tan Jia Ling 女士和 Lin You Zhai 先生协助收集照片。

感谢 Ho Xin Xia Avelina 护士收集超声图像。

感谢 Nooraine Zainal 护士收集设备照片。

第1章 简 介

超声引导下操作已成为肌肉骨骼影像医师、运动医师、执业范围扩展型物理治疗师*和影像技师的重要技能。超声引导下治疗由于进针准确，能够避免周围组织的损伤，已经取代了非引导注射。超声引导下注射治疗应由受过肌肉骨骼超声培训和练习的专业人士实施，以确保在治疗前能正确识别解剖结构和病理改变。

本书并不能替代超声理论教育、实践训练和有经验导师的指导。而是作为有经验操作者的参考或补充，以便携手册的形式指导他们提供、开展相关实践操作。

除了提供相关实践操作的概述外，本书还提供了有关患者体位摆放、穿刺针引导以及在不同的解剖区域可以实施何种操作的技巧。

本书内容按主要解剖区域分为上肢（肩部、肘部、手部及腕部）、脊柱和下肢（髋部、膝部、踝部及足部）。

在每个解剖区域，治疗又分为针对关节、肌腱、关节囊、神经、韧带、肌肉及其他结构。经过对本书的学习，操作者能够在实施注射前识别以上结构，从而区分哪些位置可以治疗，哪些位置不能治疗。超声引导下介入治疗的关键是安全性，同时合理考虑并确保实施治疗时给予高标准的护理，包括操作者的技术。

*译者注：执业范围扩展型物理治疗师（Extended Scope Physiotherapists，ESPs）是具有多年临床实践的高级物理治疗师，其工作范围超出了公认的物理治疗操作范围。大多数执业范围扩展性物理治疗师拥有特定领域的硕士学位和注射治疗资格，多与骨科医生和风湿科医生合作开展临床工作。

　　随着肌肉骨骼医学范围的不断发展，更好的扫查探头的推出以及不断增长的临床需求，临床医师继续探索改善和拓展的治疗手段是非常重要的。预祝您在肌肉骨骼超声和超声引导治疗方面取得进步。能够参与肌肉骨骼医学方面的工作是十分令人振奋的！

（姜妤　译　陶涛　校）

第 2 章 安全措施和知情同意

2.1 安全措施

在整个注射过程中，患者和医师的安全至关重要。患者希望能够降低治疗中的风险，而医师希望能够减少错误注射、治疗失败以及职业损伤（如针刺伤）的风险。为治疗过程建立一个务实的、逐步的实施方案，标准化护理流程并提前制订计划有助于将医患双方的非必要风险降至最低。

1. 预扫查（pre-scanning）和治疗前咨询。请患者在注射治疗之前就诊非常重要，特别是当患者是由其他同事处转诊时，这样患者可以了解穿刺所需的体位、操作的情况以及如何为治疗当日做好准备。对于医师本人，可以为治疗做好计划并选择最优的方案。

2. 患者和治疗程序的确认。治疗计划需要在注射当日患者来到注射室时完成，并根据当前的症状进行调整。如果症状缓解，可能证明无需进行治疗。

3. 最终影像学扫查和标记（marking）。再次进行影像学扫查有助于医师明确解剖结构，操作可视化以及上次检查后有无明显的改变。标记可为医疗团队及患者确认注射部位，有助于最小化错误注射的风险（错误位置），并可为医生提供操作时的指引。

4. Time out。在进行消毒、铺巾及准备给药之前，应进行正式的"Time out"，确认患者的身份、具体治疗内容和位置，从而确保患者和医师在治疗前明确以上内容。

5. 设备的无菌化准备。在治疗给药前应确保清洁双手并带上无菌手套，这样可以最大程度减少设备的污染。此后，相关的设备应该由做好适当无菌准备的医师进行处理操作。

6. 无菌准备。严格的皮肤准备是减少注射后感染和出血的必要步骤。消毒或使用无菌敷料包裹超声探头有助于减少这种情况的发生。浓度为 0.05% 葡萄糖酸氯己定是常用的消毒剂，也可用 10% 聚维酮碘替代。

7. 注射后护理。在注射治疗后再次消毒皮肤，并用合适的敷料覆盖，以期减少注射后感染的发生。加压包扎有助于减少淤青和出血。如进行肌腱内注射或韧带的注射治疗，术后应进行固定以减少撕裂的风险。注射后护理应针对患者的个体情况实施，考虑因素包括人口统计学特征、合并症、职业、所需的社会支持及采取的治疗方案。如需要应向患者提供书面的、详细解释的信息表格，其中应包括咨询和紧急情况的联系方式。

2.2 知情同意

在进行任何的治疗前，必须获得患者的知情同意，这样可以确保患者在治疗前知晓可能的预后和风险。尽管在治疗日之前的就诊中已向患者交代了相关内容，但也应该在治疗前向患者重申之前讨论过的内容，这一点非常重要。尽管知情同意是针对患者个人的，也应该广泛地包括以下内容：

1. 明确临床诊断依据并确认将施行的治疗类型。如果患者是由另一位医师转诊的，且此前一直由该医师提供治疗，那么这一点显得尤为重要。患者和医师都必须了解施行此种治疗方式的必要性，且在考虑注射治疗之前已经考虑过其他的保守治疗方案。基于以上理解，才考虑实施注射治疗，亦因此必须在知情同意过程中反复明确实施操作的临床依据。

2. 预期的结果及获益。患者和医师对于良好预后的理解是什么？患者可能希望所有临床症状都能够解决，但医师往往可能对预后的期望更加谨慎。忽视这一差异，往往会导致患者对治疗效果的失望，因此，双方对预期的结果达成共识尤为重要。这一点在退行性疾病的治疗过程中尤其重要，因为治疗的目的往往是缓解症状，而非彻底治愈潜在疾病。

3. 潜在的风险。所有类型的注射治疗的常见风险包括：感染、疼痛及穿刺部位出血等。除此之外，治疗前还应该与患者就个体的合并疾病及已经存在的功能状态相关的其他风险进行讨论。

4. 潜在的副作用。这可能与注射药剂的类型（如类固醇或自体再生注射疗法）、所施行的操作类型（如肌腱内或韧带内注射技术）以及患者的合并症（如糖尿病）相关。医师可以通过解释这些因素如何影响患者以及如何尽力减少相关副作用发生的可能性，从而加深患者对此的理解。

5. 治疗后需要做及不能做的事。通常在注射治疗后，在特定的一段时期内，有一些需要患者做及不能做的事项。帮助患者理解这些要求的原因很重要，并可能因此有望获得更好的治疗效果。

6. 替代治疗方案。根据临床的实际情况，医师应在实施注射治疗前考虑其他的替代方案。这可能需要与其他医疗保健的专家合作，如物理治疗师、足科医师、针灸师，甚至营养师。同样，如果多次实施注射治疗效果不佳，讨论其他替代的干预治疗措施可能是明智的选择。

（姜妤　译　陶涛　校）

第 3 章　注射治疗

　　临床医生可为患者进行多种类型的注射治疗，但是进行注射治疗的决定必须基于临床需要和医生的经验。在讨论拟行的干预措施之前，必须进行全面的临床评估，包括症状评估，以及是否需要进一步检查（如 X 线、CT 或 MRI）。此外，还需要考虑保守治疗的应用；在实施操作前邀请多学科团队的参与很重要，当然在手术后仍可继续作为整体模式的一部分。

　　尽管以下并非详尽的列表，典型运动医学中心通常采取的注射治疗包括：

1. **皮质类固醇类注射（corticosteroid injections，CSIs）**：作为许多肌肉骨骼诊所的常规方法，CSIs 可以迅速缓解组织疼痛和肿胀，恢复功能，并有利于患者参与康复训练。这些注射剂通常与局部麻醉剂联合使用，通常被认为兼具诊断性（来自麻醉剂）和治疗性（来自类固醇）要素。对于患者经常问及的治疗持续时间：通常情况下，第一次治疗是最有效的，而随后的注射可能效果较弱，但这也因人而异。在肌肉骨骼类治疗中常用的注射类固醇包括曲安奈德、醋酸甲泼尼龙和地塞米松。药物选择取决于所在机构的可获得性和治疗的部位。由于潜在的血管痉挛风险，神经根周围注射一般不推荐使用颗粒类固醇制剂，建议使用可溶性制剂。关节内注射通常使用曲安奈德或甲泼尼龙。需要提及的潜在副作用包括类固醇注射后出现的疼痛加重、色素沉着减少、脂肪萎缩、血糖短暂升高、胃刺激和女性患者出现阴道少量出血。

2. **局部麻醉药物（local anaesthetic，LA；局麻药）注射**：在 CSI 中，局麻药通常与类固醇联合使用，可提供即刻的镇痛效应，以消除操作后疼痛，同时可为临床医师提供诊断依据。前者对于操作后患者舒适度很重要，而后者可以帮助确定注射部位是否为真正的疼痛发生部位。由于软骨毒性的风险，关节内 LA 的使用一直存在争议，然而，针对患者的症状，应该考虑最小限度地使用 LA。常用的 LA 包括盐酸利多卡因（1% 或 2%）、盐酸布比卡因（0.25% 或 0.5%）和盐酸罗哌卡因。应提及的潜在副作用包括中枢神经系统作用，如鞘内给药后引起的寒战、通气不足、呼吸骤停和抽搐。血管内注射也有引发心脏骤停的风险。

3. 透明质酸（hyaluronic acid，HA）注射：亦是许多肌肉骨骼诊所的常规方法，尤其适用于轻到中度的各种关节的骨性关节炎。药物制剂（高或低分子量）和给药方案（单次或多次注射）因不同机构而异，但是透明质酸注射有助于缓解疼痛症状，尤其是联合其他保守治疗方法时。潜在的副作用包括暂时的症状加重，关节肿胀和紧绷。

4. 富血小板血浆（platelet-rich plasma，PRP）：多种方法均可用于制备 PRP，所制备的血小板和血浆的浓度因方法不同而存在差异，同时也影响到 PRP 中白细胞的浓度。PRP 注射用途广泛，但在本书中，PRP 主要用于肌腱内注射。目前越来越多的证据表明 PRP 用于退行性关节疾病的优势，可以用于替代类固醇注射。潜在的副作用包括暂时的症状加重，关节肿胀和紧绷。

5. 自体再生注射疗法（prolotherapy injections，Prolo）：自体再生注射疗法已应用多年，可应用于多种适应证。同样，自体再生疗法也有多种不同的药物制剂类型。在本书中，自体再生注射疗法用于韧带损伤，尤其是存在持续的稳定性不足而又不适宜进行手术的损伤。潜在的副作用包括短暂的症状加重，注射周围的软组织肿胀和紧绷。因 Prolo 使用的药物制剂不同，可能产生的副作用如刺激组织或血糖短暂性升高（联用右旋糖）。

6. 大容量注射（high volume injections，HVIs）：大容量注射的目的是在特定组织创造一个平面，以助于分离紧张或粘连的区域。这样治疗的目的是为了让这些区域能够更自由地活动，同时能够进行康复治疗。有时，如果临床症状进展出现平台期，可能需要在初次注射后重复注射。也可用于不宜进行皮质类固醇注射区域的替代方法。潜在的副作用包括暂时的症状加重，组织肿胀、僵硬或紧绷。

7. 水分离（hydrodilations）：类似于大容量注射（HVIs），水分离的目的是通过将大量液体注射到组织中松解粘连，进而使得这些结构可以正常活动。主要用于冻结肩（frozen shoulder）治疗，此后必须进行康复治疗，有时还需要重复进行水分离注射治疗。在水分离疗法中使用皮质类固醇有助于缓解疼痛症状。潜在的副作用包括暂时的症状加重，关节的肿胀、僵硬和紧绷。

（陶涛　译　姜妤　校）

第 4 章　注射治疗的适应证和禁忌证

当考虑给患者进行注射治疗时，考虑如下内容非常重要：

1. **潜在的病理变化是什么？** 并非所有病理变化都适用于超声引导介入治疗。事实上，对于那些同时进行康复治疗和其他保守疗法的患者，加入介入治疗往往可以优化治疗的结果。超声引导的优势在于医师和患者可以确认需要治疗的区域已被准确定位，而如果治疗无效，那么可能是其他区域的病理变化引起相应的症状。

2. **是否需要进一步检查？** 在接受注射前进行扫查是很重要的，这是为了避免在治疗患者时遗漏非预期的病理变化，从而避免不恰当的治疗。虽然超声对识别浅表肌肉骨骼病变很有优势，但关节内和更复杂的病理变化可能需要进一步的评估，如应用磁共振成像以明确更详尽的解剖学细节，但磁共振的缺点在于并非动态评估，例如无法评估撞击综合征或半脱位等功能性问题。

3. **已尝试过或可以考虑采用哪些保守疗法？** 在进行注射治疗前，重要的是考虑非侵入性的治疗途径，如理疗师指导下的康复运动、肌内效贴布（taping）和其他治疗，足病医生实施矫形器治疗，甚至进行针灸等治疗。由于患者在注射治疗后通常需要进一步的康复，所以参与此类保守治疗是必不可少的。注射治疗前采用此类治疗也可以帮助患者掌握必要的技能，改善预后。

4. **患者的意愿？** 在进行注射治疗前，必须与患者进行全面的讨论。即使作为一名临床医生，我们认为这是一种恰当的治疗方法，但如果患者觉得自己还没有准备好，就不应该让患者在感受到压力的状态下去接受治疗。应确保您的患者已准备好接受治疗，然后在适当的情况下为他们进行治疗。

5. 如何管理患者预期？这通常是获取知情同意过程中的核心问题，但重要的是确保患者理解以下内容：

　a. 治疗的目的。

　b. 治疗涉及的内容。

　c. 作为治疗的一部分，注射治疗后需要做的内容。

　d. 可能的治疗预后，包括治疗后对症状改善没有作用或者需要再次进行治疗。

4.1　适应证

1. CSIs。CSIs 可产生快速的镇痛和抗炎作用，有助于缓解身体多个部位的疼痛和肿胀症状。通常不建议在负重肌腱如跟腱、髌腱等周围给予 CSIs，以免导致肌腱撕裂。有些情况下，可以联合其他治疗如 HA 注射，尤其是存在急性疼痛或肿胀时。

2. HA。推荐用于和轻到中度退行性病变相关的疼痛治疗，治疗效果的持续时间与使用的产品以及患者在治疗后同时进行的康复治疗不同而各异。

3. PRP。通常建议用于肌腱损伤如肌腱撕裂或慢性肌腱病变；越来越多的证据表明 PRP 用于退行性关节病变，尤其是负重结构，可有助于缓解疼痛症状。

4. Prolo。自体再生注射疗法通常用于部分性韧带撕裂如膝关节、踝关节周围韧带，尤其是那些伴有关节不稳定症状者。治疗后关节制动非常重要，有助于该疗法产生刺激和增生作用。

5. HVIs。通常用于组织紧绷或粘连的部位，HVI 有助于松解这些部位例如伴有慢性滑囊炎的肩峰下滑囊，或者在反复扭伤后出现瘢痕组织的韧带周围。

6. 水分离。通常用于关节处的明显僵硬，例如冻结肩，亦可在身体其他部位产生类似的效果。注射的容量需要根据治疗的关节进行调整。

4.2 禁忌证

可大致分为绝对禁忌证和相对禁忌证，下文仅列出常见禁忌证，无法涵盖所有：

1. 绝对禁忌证
   a. 注射用药物过敏
   b. 注射部位周围感染
   c. 现有全身性感染
2. 相对禁忌证
   a. 前次治疗后出现明显的爆发性症状加重
   b. 未控制的出血性疾病或正在进行抗凝治疗且尚未复查凝血功能的患者
   c. 近期的全身性感染
   d. 正在进行免疫抑制治疗
   e. 严重抗拒注射针
   f. 既往注射治疗失败
   g. 注射部位或附近有植入物

（陶涛　译　姜妤　校）

第 5 章　器械准备

　　虽然用于注射的器械取决于临床医生的偏好、应用的操作、患者习惯和所在机构的可获得性，但提前计划并尽可能标准化是很重要的。通过限制变异度，可使临床工作人员能够更严格地评估结果，并确定可以做出细微而重大改变的领域。

　　同样重要的是尽可能让临床工作人员尊重无菌原则，并在进行手术前整理好他们的器械。因此，至关重要的是提前计划和考虑需要的器械以及操作流程中可能存在的困难和可能需要什么。

　　一个有用的提示是在进行手术前，应按使用顺序摆放好器械。同样，通过标准化的器械准备，如果遗漏了某些器械，也更容易地发现。该方法还可使临床医生能够将皮肤准备到引导穿刺针进针所有步骤的可视化。

　　在下面的图片中，有一些对标准化的 CSI/HA、HVI、水分离、Prolo、PRP 和神经根 / 小关节注射器械建议。

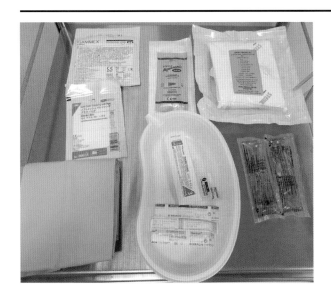

Set 1：CSI/HA

1. 无菌手套
2. 无菌敷料包
3. 无菌耦合剂
4. 消毒液
5. 注射器
6. 注射针
7. 敷料包
8. 皮质类固醇，局麻药

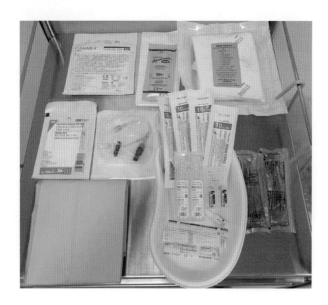

Set 2：HVI

1. 无菌手套
2. 无菌敷料包
3. 无菌耦合剂
4. 消毒液
5. 注射器
6. 注射针
7. 延长管
8. 敷料包
9. 皮质类固醇，局麻
   药，生理盐水

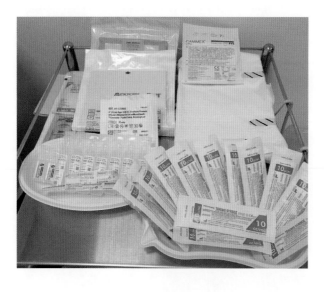

Set 3：水分离

1. 无菌手套
2. 无菌敷料包
3. 无菌耦合剂
4. 消毒液
5. 注射器
6. 注射针
7. 延长管
8. 敷料包
9. 皮质类固醇，局麻
   药，生理盐水

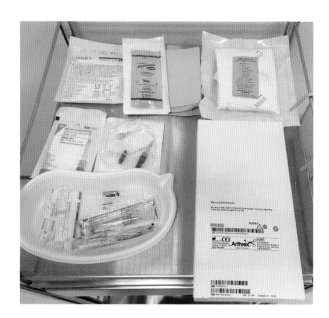

Set 4：PRP

1. 无菌手套

2. 无菌敷料包

3. 无菌耦合剂

4. 消毒液

5. 注射器

6. 注射针

7. 延长管

8. 敷料包

9. PRP 套装，局麻药

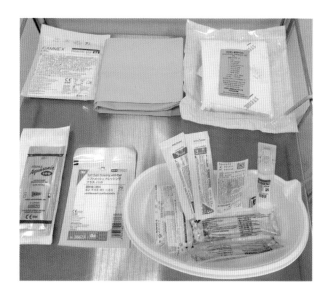

Set 5：Prolo

1. 无菌手套

2. 无菌敷料包

3. 无菌耦合剂

4. 消毒液

5. 注射器

6. 注射针

7. 延长管

8. 敷料包

9. 50% 右旋糖，
　　局麻药

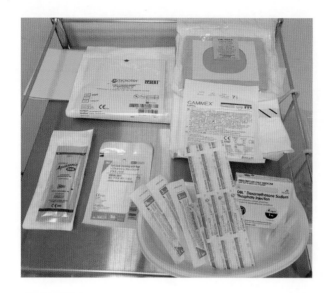

Set 6：神经根、小关节及骶髂关节注射

1. 无菌手套
2. 无菌敷料包
3. 无菌耦合剂
4. 消毒液
5. 注射器
6. 注射针
7. 敷料包
8. 皮质类固醇，局麻药

（陶涛　译　姜妤　校）

第6章 注射治疗后流程

治疗后给患者提供清晰的指导对于促进伤处愈合、优化恢复和减少进一步损伤具有重要作用。这些指导包括：

1. 复述注射治疗后的预期结果以及可能影响患者对治疗反应的潜在副作用。

2. 如何处理出现的并发症？一旦患者出现任何特殊疑问或担忧，提供诊疗机构详尽的联系方式是很有用的。

3. 告知患者在诸如 PRP 或 Prolo 治疗后需要避免负重，且在一定恢复期后方可开始正常活动。治疗结束后的初期可能需要一段时间的制动并避免负重以使组织康复，随后开始部分负重，最后再进行可承受范围的正常负重。

4. 患者应接受适当的培训，使用适当的护具来帮助避免负重和制动，例如下肢拐杖、肩部吊索、髌腱的膝盖支架和用于跟腱或足底筋膜治疗的靴子。教会患者如何安装、拆卸和维护相应设备以及患者所担心的与使用相应护具相关的症状出现时如何处理是有用的。

5. 在合适的时间间隔预约复诊，以检查患者组织治疗情况和治疗后流程的依从情况。这样可为患者和临床医生提供一个安全网，一旦出现治疗后恢复延迟可及时发现，并进行进一步处理。

6. 适当地鼓励和促进康复练习，以加强恢复和减少伤病复发。

（陶涛　译　姜妤　校）

第 7 章 缩略词

1. **LA**，local anaesthetic，局麻药注射液。麻醉药物的选择取决于所在机构的可获得性和临床实际，但在本书中，特指 1% 利多卡因。

2. **CSI**，corticosteroid and LA injection，皮质类固醇和局麻药注射液。类固醇的选择取决于所在机构的可获得性，但在本书中，特指用于一般注射的 40 mg/1 ml 的曲安奈德和脊椎注射的 4 mg/1 ml 的地塞米松。若是某些条件下局麻药已省略，将会特别说明。

3. **PRP**，platelet-rich plasma，富血小板血浆。在撰写本书时，由于提取和制备的技术不同，富血小板血浆的类型仍是争议的热点。尽管提取和制备系统取决于所在机构的可获得性，但是通常建议关节腔内注射采用少白细胞 PRP，而肌腱注射采用富白细胞 PRP。

4. **HA**，hyaluronic acid，透明质酸。市售有多种不同交联类型的制剂，使用何种类型取决于临床医师或机构的偏好以及所在地区的可获得性。

5. **Prolo**，dextrose prolotherapy，右旋糖增生疗法。采用 50% 右旋糖和 1% 利多卡因按 1∶1 的比例配置而成。

6. **HVI**，high volume injections，大容量注射。通常通过在药剂中另加入高达 30 ～ 40 ml 的生理盐水而实现。

7. **Hydro**，hydrodilatation，水分离。如果患者能够耐受，可将生理盐水增加至 110 ml，借此过程发挥水的分离和扩张效应。

8. **ml**，millilitres，毫升。

9. **g**，gauge，使用的注射针直径

10. **SAX**，short-axis view，短轴切面。成像和进行操作时采用的横切面成像。

11. **LAX**，long-axis view，长轴切面。成像和进行操作时采用的纵切面成像。

12. IP，in-plane approach，平面内进针。进行注射治疗时，穿刺针针体与探头方向平行且可显示针体全长。

13. OOP，out-of-plane approach，平面外进针。进行注射治疗时，穿刺针针体与探头方向垂直且可在横切面下观察到穿刺针。平面外进针时很难完整地观察到穿刺针。

（陶涛　译　姜妤　校）

第 8 章 上 肢

评估和治疗上肢结构是最常见的肌肉骨骼治疗，由于这些结构相对表浅且在超声下可迅速识别。越向上肢远端移动，治疗操作越容易。

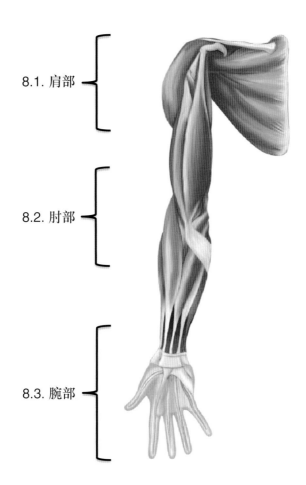

8.1. 肩部

8.2. 肘部

8.3. 腕部

8.1 肩 部

肩部表浅结构如肩袖、滑囊和肩胛上神经等可以使用超声进行评估，这些结构以及其他结构如肩锁关节和盂肱关节，均可以在超声引导下进行注射治疗。肩部注射治疗的关键在于肩部稳定和限制活动。如果您已经接受过坐位下超声扫查和相关操作的培训，最好继续这样操作，但是患者取平卧或俯卧位更有利于增加稳定性。

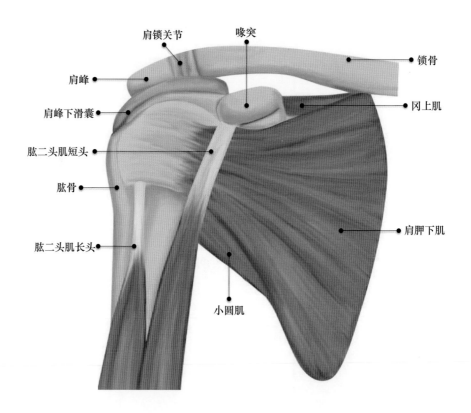

关节注射

　　超声引导下盂肱关节（glenohumeral joint，GHJ）、肩锁关节（acromio-clavicular joint，ACJ）和胸锁关节（sternoclavicular joint，SCJ）注射常用于治疗疼痛症状和活动受限。患者体位对临床医师的辅助是一个重要的考虑因素，同时患者体位也需要根据个体情况进行调整。

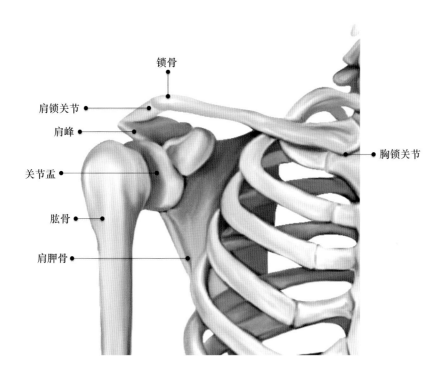

锁骨

肩锁关节

肩峰

关节盂

肱骨

肩胛骨

胸锁关节

8.1.1　盂肱关节

患者体位	盂肱关节（GHJ）注射时，患者可以采用俯卧位（图8.1.1.A）或者坐位（图 8.1.1.B）。采用前一体位时，患者手臂垂于床边，在重力的作用下有助于打开盂肱关节。采用后一体位时，患侧手掌应置于对侧肩部以优化体位及打开关节。
确认解剖结构	在上述体位下，盂肱关节可在背侧采用长轴切面自冈下肌腱止点开始，沿弧形的肱骨头扫查（图 8.1.1. C ～ E）。图像中可识别后盂唇，冻结肩患者可见关节间隙变窄或积液。
注射操作	CSI、PRP 或 HA 注射用于肩部治疗退行性疾病。增加注射容量，水分离法用于冻结肩。
建议使用的探头	凸阵探头，3 ～ 5 mHz。
建议采用的设备	**设备准备**：Set 1 用于 CSI 或 HA 注射；Set 3 用于水分离；Set 4 用于 PRP 注射。 **穿刺针**：2 英寸 21 G 或 23 G。 **注射器**：可的松注射使用 3 ml 注射器；水分离采用若干个 10 ml 注射器。 **药物**：40 mg 曲安奈德（1 ml）和 1% 利多卡因（5 ml）。水分离还需要生理盐水（110 ml）。标准或所在机构采用的 HA 或 PRP 制剂。
注射技术	以肱骨头作为标志，穿刺针采用平面内技术，以约45° 进针，针尖斜面朝下，进针至盂肱关节的后部（图 8.1.1.F ～ H）。当刺破关节囊时，患者可能会感到不适；如果穿刺位置正确，应可在肱骨头周围观察到流动的注射液。采用可夹紧的延长管可以帮助防止液体在水分离过程中外泄。若针尖位置不正确，则可能会观察到注射液渗入冈下肌或周围组织。

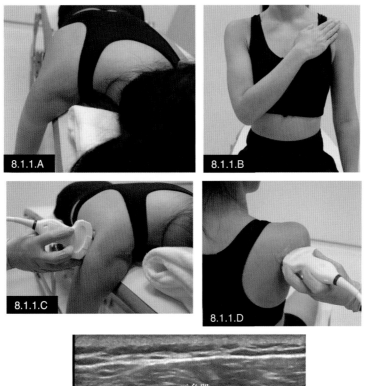

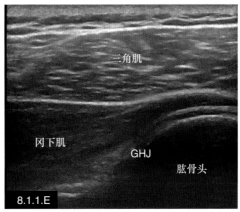

GHJ，盂肱关节

图 8.1.1 盂肱关节注射

患者可采用俯卧位或坐位，手臂位置以打开关节为适当。采用平面内注射技术，以肱骨头为标志，引导穿刺针从外侧向内侧进针，应在盂肱关节内观察到针尖。

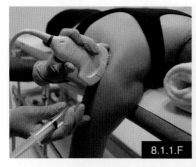
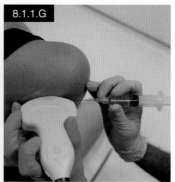

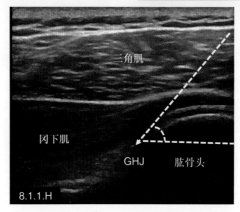

GHJ，盂肱关节

图 8.1.1 （续）

患者可采用俯卧位或坐位，手臂位置以打开关节为适当。采用平面内注射技术，以肱骨头为标志，引导穿刺针从外侧向内侧进针，应在盂肱关节内观察到针尖。

8.1.2 肩锁关节

患者体位	对于肩锁关节（ACJ），患者体位可考虑采用坐位（图 8.1.2.A）或仰卧位（图 8.1.2.B），手臂放于身体一侧，手置于旋后位。根据注射侧和临床医生优势手不同，定位可能会有所不同。
确认解剖结构	肩锁关节容易定位，以短轴切面沿肱二头肌腱向近端扫查至关节出现，或触诊锁骨后，将探头直接置于关节上（图 8.1.2.C～E）。两种方法均可在长轴切面下扫查肩锁关节，观察退行性病变或滑膜肥大。
注射操作	CSI 用于疼痛、退行性疾病或滑膜炎。PRP 或 HA 注射用于退行性疾病。
建议使用的探头	线阵探头，6～15 mHz。 曲棍球棒探头，8～18 mHz。
建议采用的设备	**设备准备**：Set 1 用于 CSI 或 HA 注射；Set 4 用于 PRP 注射。 **穿刺针**：1 英寸 25 G 或 27 G。 **注射器**：3 ml 用于 CSI。 **药物**：40 mg 曲安奈德（1 ml）和 1% 利多卡因（1 ml）。标准或所在机构采用的 HA 或 PRP 制剂。
注射技术	探头沿长轴切面方向放置，注射时采用平面内进针技术，从外侧入路以约 20° 的角度进针（图 8.1.2.F～H）。在关节有明显退行性改变时，将探头的中线直接置于关节上方，采用平面外进针技术方法，将穿刺针垂直于皮肤进针至关节（图 8.1.2.I～K）。

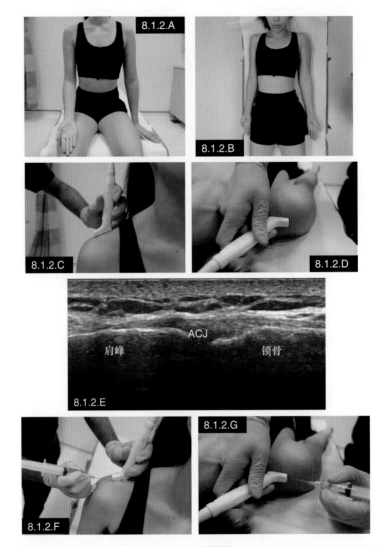

ACJ，肩锁关节

图 8.1.2　肩锁关节注射

患者可采用坐位或仰卧位，前臂旋后。探头在长轴切面下，可采用平面内或平面外进针技术进行注射，在肩锁关节内应可见穿刺针尖。

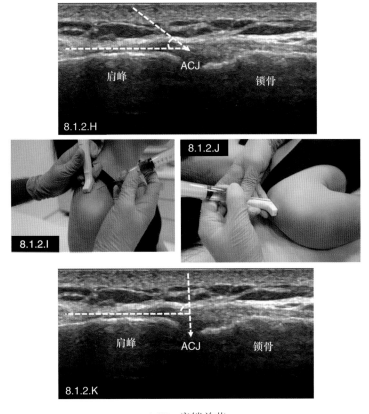

ACJ, 肩锁关节

图 8.1.2 (续)

患者可采用坐位或仰卧位, 前臂旋后。探头在长轴切面下, 可采用平面内或平面外进针技术进行注射, 在肩锁关节内应可见穿刺针尖。

8.1.3 胸锁关节

患者体位	对于胸锁关节（SCJ），患者体位可考虑采用坐位（图 8.1.3.A）或仰卧位（图 8.1.3.B），手臂放于身体一侧，手置于旋后位。
确认解剖结构	从锁骨外侧到内侧或胸骨从下到上可以很容易地辨认出胸锁关节。在长轴切面上，锁骨和胸骨之间的间隙即为关节（图 8.1.3.C～E）。
注射操作	CSI 用于疼痛、退行性疾病或滑膜炎，PRP 或 HA 注射用于退行性疾病。
建议使用的探头	线阵探头，6～15 mHz。 曲棍球棒探头，8～18 mHz。
建议采用的设备	**设备准备**：Set 1 用于 CSI 或 HA 注射；Set 4 用于 PRP 注射。 **穿刺针**：1 英寸 25 G 或 27 G。 **注射器**：3 ml 用于 CSI。 **药物**：40 mg 曲安奈德（1 ml）和 1% 利多卡因（1 ml）。标准或所在机构采用的 HA 或 PRP 制剂。
注射技术	探头呈长轴切面方向放置，采用平面内技术从内侧或外侧入路以约 20° 的角度，针尖斜面朝下进针（图 8.1.3.F～H）。在关节有明显退行性改变时，将探头的中线直接置于关节上方，采用平面外进针技术方法，将穿刺针垂直于皮肤进针至关节（图 8.1.3.I～K）。

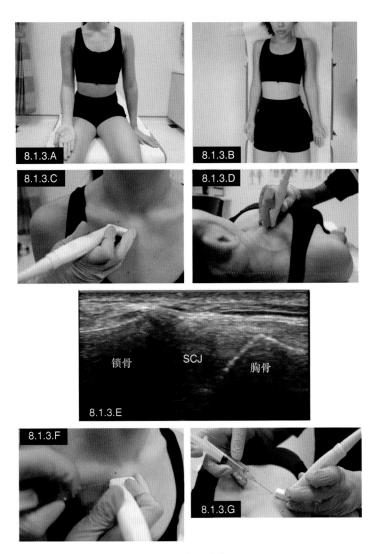

SCJ，胸锁关节

图 8.1.3 胸锁关节注射

患者可采用坐位或仰卧位，前臂旋后。探头在长轴切面下，可采用平面内（内侧或外侧入路）或平面外进针技术进行注射，在胸锁关节内应可见穿刺针尖。

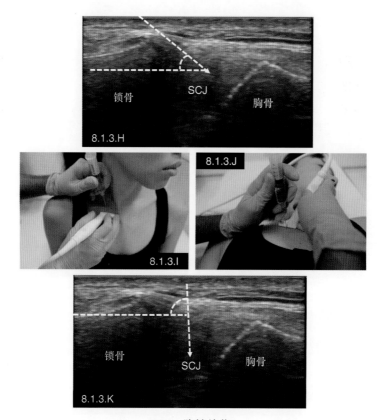

SCJ，胸锁关节

图 8.1.3 （续）

患者可采用坐位或仰卧位，前臂旋后。探头在长轴切面下，可采用平面内（内侧或外侧入路）或平面外进针技术进行注射，在胸锁关节内应可见穿刺针尖。

肌腱

超声下很容易观察到肩部周围的肌腱，在治疗腱鞘炎或肌腱病时，最常见需要直接注射治疗的是肱二头肌长头肌腱（long head of the biceps tendon，LHBT）。虽然其他部位的疼痛通常是通过注射肩峰下三角肌下滑囊来治疗的，但冈上肌撕裂有时也可以通过注射 PRP 来治疗。

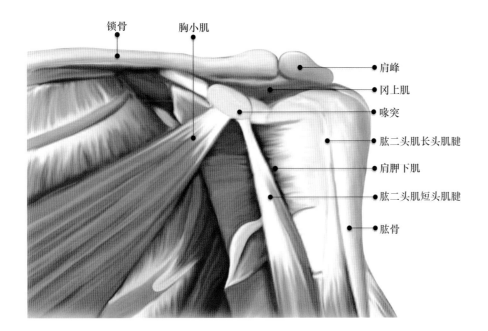

锁骨　　胸小肌

肩峰
冈上肌
喙突
肱二头肌长头肌腱
肩胛下肌
肱二头肌短头肌腱
肱骨

8.1.4　肱二头肌长头肌腱

患者体位	对于肱二头肌长头肌腱（LHBT），患者体位可考虑采用坐位（图 8.1.4.A）或仰卧位（图 8.1.4.B），手掌旋后，肘部屈曲或伸展。
确认解剖结构	将探头横向放置在肱二头肌长头肌腱（LHBT）上，以短轴切面在肱二头肌结节间沟内可识别出 LHBT。在进行注射之前，应该追踪到胸肌止点的远端，以检查完整性（图 8.1.4.C ～ E）。肌腱腱鞘内可查见液体，或可发现肌腱病变。可在长轴切面下进行进一步的评估（图 8.1.4.F 和 G）。
注射操作	CSI 用于腱鞘炎和疼痛。PRP 用于退行性肱二头肌长头肌腱的肌腱病变。
建议使用的探头	线阵探头，6 ～ 15 mHz。
建议采用的设备	**设备准备**：Set 1 用于 CSI；Set 4 用于 PRP 注射。 **穿刺针**：1.5 ～ 2 英寸 25 G 或 27 G。 **注射器**：3 ml 用于 CSI。 **药物**：20 mg 曲安奈德（0.5 ml）和 1% 利多卡因（1 ml）。标准或所在机构采用的 PRP 制剂。
注射技术	在短轴切面下，穿刺针以约 45° 角，针尖斜面朝下，从外侧入路平面内进针。一旦针尖穿过肱二头肌长头肌腱腱鞘，向前进针至肱二头肌结节间沟（图 8.1.4.H ～ J）。在此处缓慢注入药液，且应可观察到药液在 LHBT 周围流动。如果注射有阻力或药液进入肌腱，必须重新调整针尖。另一种方法是在长轴切面下，采用平面内技术进针，但此时穿刺针应呈 30° ～ 45°（图 8.1.4.K 和 L）。一旦进入腱鞘内，应该可以看到药液沿着肌腱的长轴移动。对于 PRP 注射，重要的是确定注药的平面并遵循类似的技术，但在这种情况下，穿刺针应插入肌腱内，使用开窗技术注射 PRP。

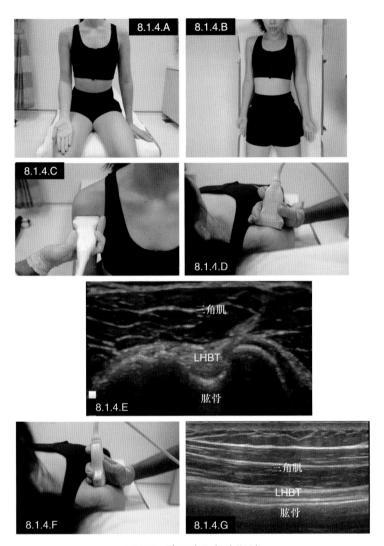

LHBT，肱二头肌长头肌腱

图 8.1.4　肱二头肌长头肌腱（LHBT）注射

患者可采用坐位或仰卧位，手臂旋后，肘部屈曲或伸展。探头在短轴或长轴切面下，可采用平面内进针技术进行注射，在肌腱及其腱鞘内应可见穿刺针尖。

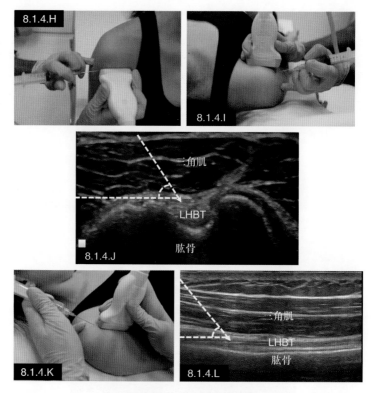

LHBT，肱二头肌长头肌腱

图 8.1.4 （续）

患者可采用坐位或仰卧位，手臂旋后，肘部屈曲或伸展。探头在短轴或长轴切面下，可采用平面内进针技术进行注射，在肌腱及其腱鞘内应可见穿刺针尖。

8.1.5 冈上肌

患者体位	对于冈上肌（supraspinatus，SSP），患者体位可考虑采用仰卧并稍侧旋的位置，手放在裤后袋位置（图8.1.5.A），可用毛巾来帮助患者维持体位。患者也可采用坐位，手放在裤后袋位置（图8.1.5.B）。
确认解剖结构	将探头一端朝向脐部方向（图8.1.5.C、D和E），可在短轴切面下通过肱二头肌长头肌腱确认肩袖间隙。向外侧移动探头显示冈上肌，在短轴切面上亦可见肩峰下三角肌下滑囊（subacromial subdeltoid bursa，SASDB）覆盖于冈上肌上。在这个位置上可识别冈上肌撕裂或肌腱病变，但随后必须在长轴切面下确认。
注射操作	PRP 用于急性撕裂或伴有内部结构改变的退行性肌腱病变。
建议使用的探头	线阵探头，6 ~ 15 mHz。
建议采用的设备	**设备准备**：Set 4 用于 PRP 注射。 **穿刺针**：1.5 英寸 23 G 或 25 G。 标准或所在机构采用的 PRP 制剂。
注射技术	在短轴切面下，采用外侧入路平面内进针技术，将穿刺针引导至冈上肌内并进入撕裂处（图8.1.5.F、G和 H）。针尖斜面朝下，采用开窗技术进行注射，使PRP 适当分布。应注意不要过度损伤完整的组织。

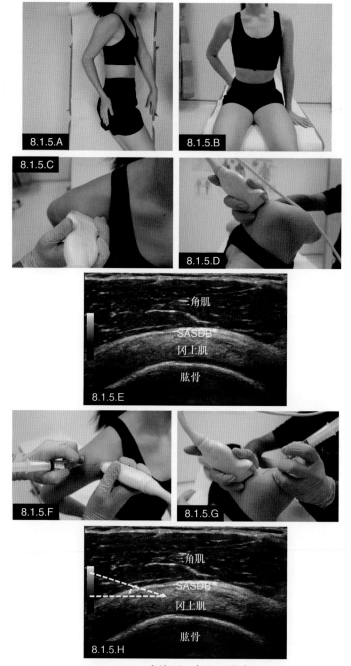

三角肌

SASDB

冈上肌

肱骨

8.1.5.E

三角肌

SASDB

冈上肌

肱骨

8.1.5.H

SASDB，肩峰下三角肌下滑囊

图 8.1.5　冈上肌注射

患者可采用坐位或仰卧（侧卧）位，手放在裤后袋位置。探头在长轴或短轴切面下，采用平面内进针技术进行注射，在冈上肌腱内应可见穿刺针尖。

滑囊注射

　　肩峰下三角肌下滑囊（subacromial subdeltoid bursa，SASDB）是常用的肩部注射部位，用于患者主诉外展时疼痛或肩峰撞击综合征。对于肩部疼痛、活动受限或冈上肌腱病也有帮助。慢性疼痛时，SASDB 可能会有粘连，HVI 可以有效地松解粘连。

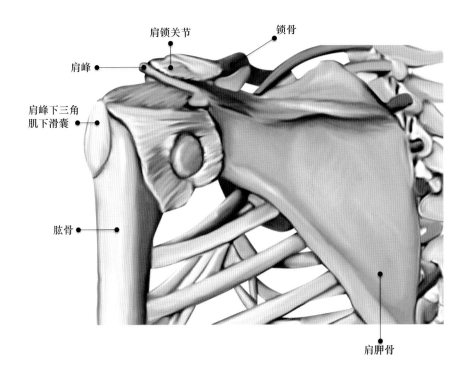

　　肩锁关节　　　　锁骨

肩峰

肩峰下三角
肌下滑囊

肱骨

肩胛骨

8.1.6　肩峰下三角肌下滑囊

患者体位	对于肩峰下三角肌下滑囊（SASDB），患者体位可考虑采用侧卧（译者注：原文为仰卧，结合图 8.1.6.A 及其描述，此处应为侧卧）并稍侧旋的位置，手放在裤后袋位置（图 8.1.6.A）。可用毛巾来帮助患者维持体位。患者可采用坐位，手放在裤后袋位置（图 8.1.6.B）。
确认解剖结构	将探头一端朝向脐部方向（图 8.1.6.C ～ E），可在短轴切面下通过肱二头肌长头肌腱确认肩袖间隙。向外侧移动探头显示冈上肌，在短轴切面上亦可见肩峰下三角肌下滑囊（SASDB）覆盖于冈上肌上。在这个位置上可识别冈上肌撕裂或肌腱病变，随后需在长轴切面下确认。确认滑囊，评估滑囊是否增厚、滑囊炎或肩峰撞击。
注射操作	CSI 用于疼痛和肩峰撞击症状。 HVI 用于伴有粘连的慢性疼痛。
建议使用的探头	线阵探头，6 ～ 15 mHz。
建议采用的设备	**设备准备**：Set 1 用于 CSI；Set 2 用于 HVI。 **穿刺针**：1.5 英寸 21 G 或 23 G。 **注射器**：5 ml 用于 CSI，10 ml 用于 HVI。 **药物**：40 mg 曲安奈德（1 ml）和 1% 利多卡因（5 ～ 10 ml）用于 CSI；HVI 还需要生理盐水（20 ～ 30 ml）。
注射技术	在短轴切面下，采用外侧入路平面内进针技术，穿刺针尽可能水平进针，以便可以完整地观察到全部针体（图 8.1.6.F、G 和 H）。针尖斜面朝下，一旦针贴于冈上肌上，可注入少量的液体以抬高 SASDB。若观察到分离，稍退针后将剩余注射液注入 SASDB。如果注射时感觉有压力，或者注射液可能被注射到肌腱的上部纤维中，应退出针尖后重新确定位置。进行 HVI 时，应选用可夹闭延长管，防止注射过程中注射液外泄。

译者注：表格内所有标注图，均应为图 8.1.6，原书中 Fig.8.1.5 有误。

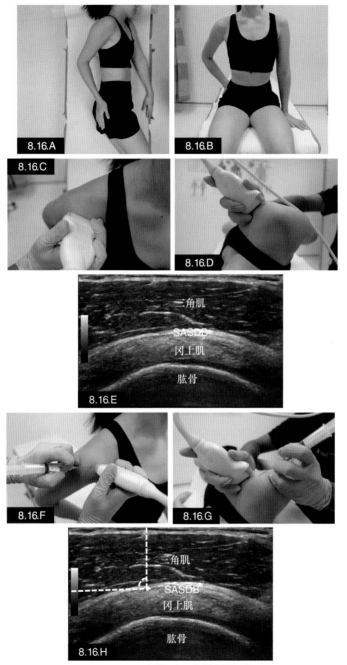

SASDB，肩峰下三角肌下滑囊

图 8.1.6　肩峰下三角肌下滑囊注射

患者可采用坐位或侧卧位，手放在裤后袋位置。探头在长轴或短轴切面下，采用平面内进针技术进行注射，在肩峰下三角肌下滑囊内应可见穿刺针尖。

神经注射

肩胛上神经（supra-scapular nerve，SSN）注射有助于完成盂肱关节注射和用于慢性肩部疼痛的镇痛。可采用类似盂肱关节注射的入路进行注射，但因神经位于肩胛上切迹内，目标位置更靠内侧。

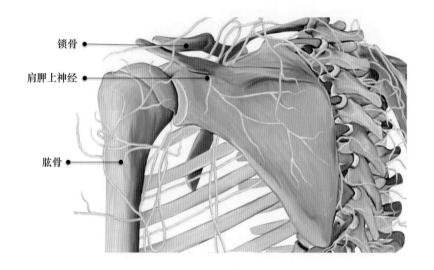

锁骨

肩胛上神经

肱骨

8.1.7 肩胛上神经

患者体位	对于肩胛上神经（supra-scapular nerve，SSN），患者可考虑采用俯卧位，手臂垂于检查床一侧（图 8.1.7.A），或坐位，手放在对侧肩部（图 8.1.7.B）。
确认解剖结构	沿肩胛冈放置探头，直至显示肩胛上切迹及位于其内的肩胛上神经短轴切面图像（图 8.1.7.C ～ E）。可以使用能量多普勒来识别供应血管，如果可能的话，穿刺时应该避开血管。
注射操作	LA 用于诊断性阻滞或缓解肩部操作的疼痛如水分离。CSI 用于肩部疼痛。
建议使用的探头	凸阵探头，3 ～ 5 mHz。
建议采用的设备	**设备准备**：Set 1 用于 CSI 或 LA 注射。 **穿刺针**：2 ～ 2.5 英寸 23 G 或 25 G。 **注射器**：3 ml 用于 CSI 或 LA 注射。 **药物**：20 mg 曲安奈德（0.5 ml）和 1% 利多卡因（0.5 ml）用于标准 CSI；1% 利多卡因（1 ml）用于 LA 注射。
注射技术	从外侧进针，显示肩胛上神经短轴切面图像，穿刺针以平面内进针技术进针至位于肩胛上切迹内的肩胛上神经处。进针角度约 45°，针尖斜面朝下，以减少注射的液体溢出（图 8.1.7.F ～ H）。一旦针尖突破韧带，回抽无血，可将药液注射至神经周围。

译者注：表格内所有标注图，均应为图 8.1.7，原书中 Fig.8.1.6 有误。

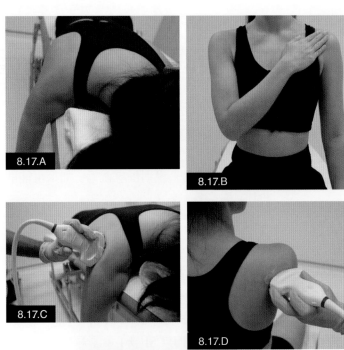

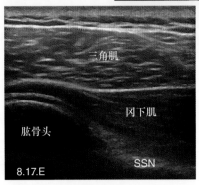

SSN，肩胛上神经

图 8.1.7 肩胛上神经注射

患者可采用俯卧位或坐位，手臂放于合适位置以保持稳定。探头在长轴切面下，可采用平面内进针技术由外侧向内侧进针至肩胛上切迹，在韧带下方应可见穿刺针尖。

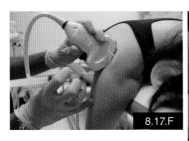
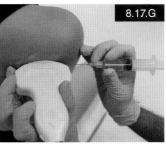
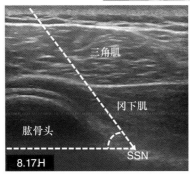

SSN，肩胛上神经

图 8.1.7 （续）

患者可采用俯卧位或坐位，手臂放于合适位置以保持稳定。探头在长轴切面下，可采用平面内进针技术由外侧向内侧进针至肩胛上切迹，在韧带下方应可见穿刺针尖。

8.2 肘 部

在超声引导下，肘部及周围表浅结构均可在坐位或卧位下易于识别并进行注射。在此两种体位下，肘关节可以用枕头或固定装置支撑以制动。通过调整肘部位置，可有助于将需要治疗的结构调整至更表浅处。

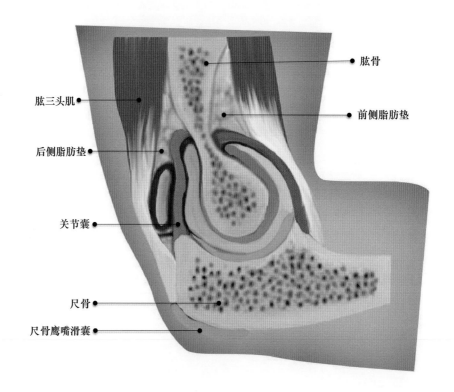

肱三头肌

后侧脂肪垫

关节囊

尺骨

尺骨鹰嘴滑囊

肱骨

前侧脂肪垫

关节注射

　　虽然超声无法评估肘关节的关节内情况，但可以看到表面的退行性改变，如骨赘。对于退行性和疼痛相关的症状，可以在超声引导下从外侧进行肱桡关节（radio-capitella joint，RCJ）注射，对于退行性改变或外展时撞击症状，可以在超声引导下从后关节线（posterior joint line，PJL）注射治疗。如果后侧脂肪垫（posterior fat pad，PFP）被卡压，也可以行注射治疗。

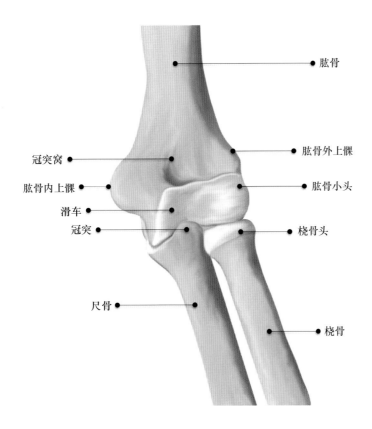

- 肱骨
- 冠突窝
- 肱骨外上髁
- 肱骨内上髁
- 肱骨小头
- 滑车
- 冠突
- 桡骨头
- 尺骨
- 桡骨

8.2.1 肱桡关节

患者体位	采用仰卧位时，患者可以将手靠在身体上，暴露肘关节外侧（图 8.2.1.A），而在坐位时，肩部内旋，肘部弯曲（图 8.2.1.B）。在这两种体位下，手都保持在半旋后位。
确认解剖结构	沿肘关节长轴方向放置探头，可在长轴切面显示由肱骨外上髁和桡骨小头组成的肱桡关节（RCJ），可看到肱骨外上髁（lateral epicondyle，LE）和桡骨。可见附着于肱骨外上髁的伸肌总腱，其下方的桡侧副韧带（radial collateral ligament，RCL）（图 8.2.1.C～E）。
注射操作	CSI 用于疼痛症状、退行性病变和滑膜炎。 PRP 或 HA 用于退行性病变。
建议使用的探头	线阵探头，6～15 mHz。 曲棍球棒探头，8～18 mHz。
建议采用的设备	**设备准备**：Set 1 用于 CSI 或 HA 注射；Set 4 用于 PRP 注射。 **穿刺针**：1～1.5 英寸 23 G 或 25 G。 **注射器**：3 ml 用于 CSI。 **药物**：40 mg 曲安奈德（1 ml）和 1% 利多卡因（1 ml）用于标准 CSI。 标准或所在机构采用的 HA 或 PRP 制剂。
注射技术	在长轴切面下，采用平面内进针技术，以约 45° 的角度引导穿刺针由远端向近端进针（图 8.2.1.F～H）。重要的是要确保针尖斜面朝下进入关节，以防止药液渗出。存在严重的退行性疾病时，也可以采用平面外进针技术（图 8.2.1.I～K），将探头置于关节线上，垂直于皮肤进针。在后一种情况下，可以见到穿刺针垂直进入关节。

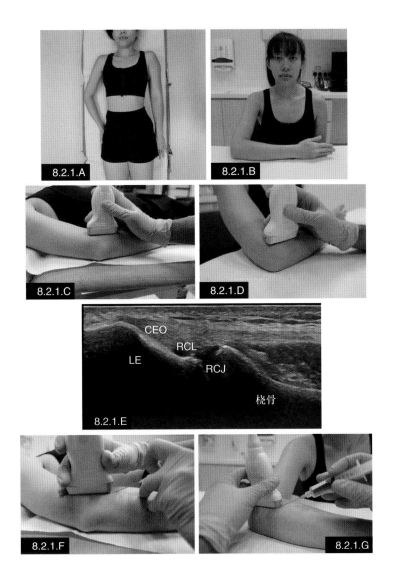

CEO，伸肌总腱；LE，肱骨外上髁；RCJ，肱桡关节；RCL，桡侧副韧带

图 8.2.1 肱桡关节注射

患者可采用仰卧位或坐位，肘关节稍屈曲以打开关节，手部贴于身体一侧以保持稳定。探头在长轴切面下，可采用平面内进针技术由远端向近端进针，在 RCJ 内应可见穿刺针尖。

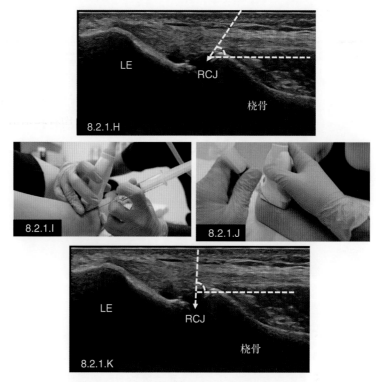

LE，肱骨外上髁；RCJ，肱桡关节

图 8.2.1 （续）

患者可采用仰卧位或坐位，肘关节稍屈曲以打开关节，手部贴于身体一侧以保持稳定。探头在长轴切面下，可采用平面内进针技术由远端向近端进针，在 RCJ 内应可见穿刺针尖。

8.2.2 后关节线和后侧脂肪垫

患者体位	采用仰卧位时，患者可以将手掌平放在治疗床表面，肘部弯曲，暴露并打开肘关节后部（图 8.2.2.A）。采用坐位时，可使用类似的姿势暴露并打开肘关节后部（图 8.2.2.B）。虽然这两种方法对患者均有些不适，但通过将手掌平放，可以增强后续注射操作时的稳定性。
确认解剖结构	患者采用上述两种体位时，可沿肱三头肌腱长轴切面追踪至其在鹰嘴处的附着点（图 8.2.2.C ～ E），其下方则是后侧脂肪垫（PFP），从这里可以显示后关节线（PJL）。也可以肱三头肌短轴切面进行评估（图 8.2.2.F ～ H）。
注射操作	CSI 用于脂肪垫撞击症。 PRP 或 HA 注射用于退行性疾病。
建议使用的探头	线阵探头，6 ～ 15 mHz。 曲棍球棒探头，8 ～ 18 mHz。
建议采用的设备	**设备准备**：Set 1 用于 CSI 和 HA 注射；Set 4 用于 PRP 注射。 **穿刺针**：1 ～ 1.5 英寸 25 G 或 27 G。 **注射器**：3 ml 用于 CSI。 **药物**：20 mg 曲安奈德（0.5 ml）和 1% 利多卡因（1 ml）用于标准 CSI。
注射技术	探头在长轴切面下，关节内注射可以采用平面外进针技术，在肱三头肌腱的内侧缘相邻处进针（图 8.2.2.I ～ K）。进针时需小心避免将穿刺针刺入肱三头肌腱内。探头亦可在肱三头肌腱短轴切面上，采用平面内进针技术，以约 45° 角进针（图 8.2.2.L ～ N）。前者更适合于后侧关节，后者更适合后侧脂肪垫注射。进行这两种注射时，重要的是要了解尺神经和桡神经的位置，以避免潜在的伤害。

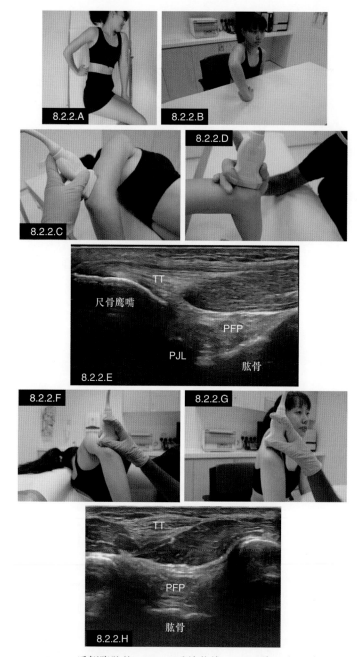

PFP，后侧脂肪垫；PJL，后关节线；TT，肱三头肌腱

图 8.2.2　后关节线和后侧脂肪垫注射

在卧位和坐位下，患者将手平放在治疗床上，暴露肘后部以增加操作过程中的稳定性。探头在长轴切面或短轴切面下，采用平面内或平面外进针技术进行注射，在关节或后侧脂肪垫内应可见穿刺针尖。

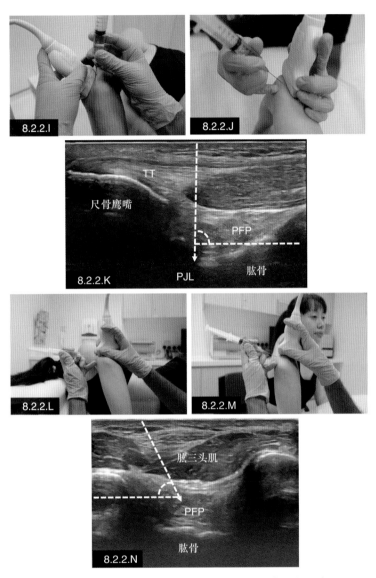

PFP，后侧脂肪垫；PJL，后关节线；TT，肱三头肌腱

图 8.2.2 （续）

在卧位和坐位下，患者将手平放在治疗床上，暴露肘后部以增加操作过程中的稳定性。探头在长轴切面或短轴切面下，采用平面内或平面外进针技术进行注射，在关节或后侧脂肪垫内应可见穿刺针尖。

肌腱注射

常见导致肘部疼痛或功能性症状的肌腱包括伸肌总腱（common extensor origin，CEO）和屈肌总腱（common flexor origin，CFO），较少涉及肱三头肌腱（triceps tendon，TT）。

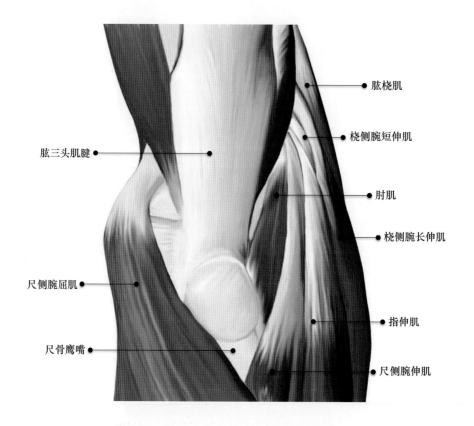

肱三头肌腱

尺侧腕屈肌

尺骨鹰嘴

肱桡肌

桡侧腕短伸肌

肘肌

桡侧腕长伸肌

指伸肌

尺侧腕伸肌

8.2.3 伸肌总腱

患者体位	仰卧位时，患者将手臂平放在治疗床上，肘部弯曲，手处于半旋后位（图 8.2.3.A）。将手放在身体上可以进一步增强稳定性。在坐位时也可以采用类似的姿势，将手臂放在治疗床上（图 8.2.3.B）。两种方法都可以找到伸肌总腱（CEO）。
确认解剖结构	在长轴切面下，可确认肱骨外上髁（lateral epicondyle，LE）和桡骨小头，伸肌总腱附着于肱骨外上髁上，桡侧副韧带位于伸肌总腱下方（图 8.2.3.C ～ E）。亦可在短轴切面下显示，同时应该注意桡神经及其分支。
注射操作	CSI 用于疼痛（尽管此方法通常并不推荐）。 HVI（肌腱剥离）用于新生血管性肌腱病变。 PRP 用于伴有实质内撕裂的退行性肌腱病变。
建议使用的探头	线阵探头，6 ～ 15 mHz。 曲棍球棒探头，8 ～ 18 mHz。
建议采用的设备	**设备准备**：Set 1 用于 CSI；Set 2 用于 HVI；Set 4 用于 PRP 注射。 **穿刺针**：1.5 ～ 2 英寸 25 G 或 27 G。 **注射器**：3 ml 用于 CSI，10 ml 用于 HVI。 **药物**：20 mg 曲安奈德（0.5 ml）和 1% 利多卡因（1 ml）用于标准 CSI。HVI 可增加生理盐水（20 ～ 30 ml）。
注射技术	采用平面内进针技术，由远端向近端，以约 15° 角进针（图 8.2.3.F ～ H）。重要的是要确保针尖斜面朝下，在针尖位于肌腱上方时可以注射少量液体将覆盖于肌腱上组织与肌腱分离。一旦观察到这种分离，稍退针尖，即可在此间隙实施 HVI（肌腱剥离）或 CSI。 在对肌腱进行 PRP 注射的情况下，将穿刺针刺入肌腱，采用开窗技术将其注射到肌腱中。必须注意避免损伤桡神经。

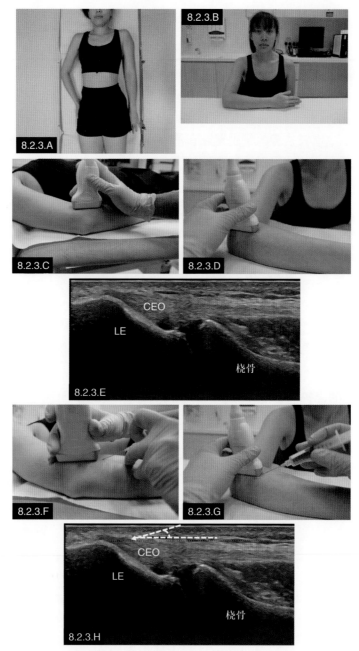

CEO，伸肌总腱；LE，肱骨外上髁

图 8.2.3　伸肌总腱注射

患者可采用仰卧位或坐位，肘部微微弯曲以打开关节，并将手放在身体一侧进一步增加稳定性。探头在长轴切面下，采用平面内进针技术由远端向近端进针注射。在伸肌总腱上方或内部应可见穿刺针尖。

8.2.4　屈肌总腱

患者体位	坐位时，手臂置于旋后和外旋位，暴露屈肌总腱（common flexor origin，CFO）（图8.2.4.A）。仰卧位时，患者将手臂旋后并轻微外展（图8.2.4.B）。在俯卧位时，患者可以将手臂背于后侧，肘部屈曲到90°，置于半旋前位（图8.2.4.C）。后者往往是进行注射操作更稳定的位置。
确认解剖结构	将探头置于长轴切面，识别肱骨内侧上髁（medial epicondyle，ME）和尺骨，并可观察到屈肌总腱（CFO）附着于ME上，尺侧副韧带位于屈肌总腱下方（图8.2.4.D～G）。在所有三种体位都可以看到此图像。在进行注射前，行短轴切面扫查有助于显示尺神经。
注射操作	CSI用于疼痛（尽管此方法通常并不推荐）。 HVI（肌腱剥离）用于新生血管性肌腱病变。 PRP用于伴有实质内撕裂的退行性肌腱病变。
建议使用的探头	线阵探头，6～15 mHz。 曲棍球棒探头，8～18 mHz。
建议采用的设备	**设备准备**：Set 1用于CSI；Set 2用于HVI；Set 4用于PRP注射。 **穿刺针**：1.5～2英寸25 G或27 G。 **注射器**：3 ml用于CSI，10 ml用于HVI。 **药物**：20 mg曲安奈德（0.5 ml）和1%利多卡因（1 ml）用于标准CSI。HVI可增加生理盐水（20～30 ml）。
注射技术	采用平面内进针技术，以大约15°角由从远端向近端进针（图8.2.4.H～K）。重要的是要确保针尖斜面朝下，当穿刺针接触肌腱时，注射少量液体将肌腱与覆盖于其上的组织分离。一旦观察到这种分离，就可以稍退穿刺针针头，在此间隙内实施HVI（肌腱剥离），或者CSI。如果对肌腱进行PRP注射，将穿刺针刺入肌腱，采用开窗技术将其注射到肌腱中。

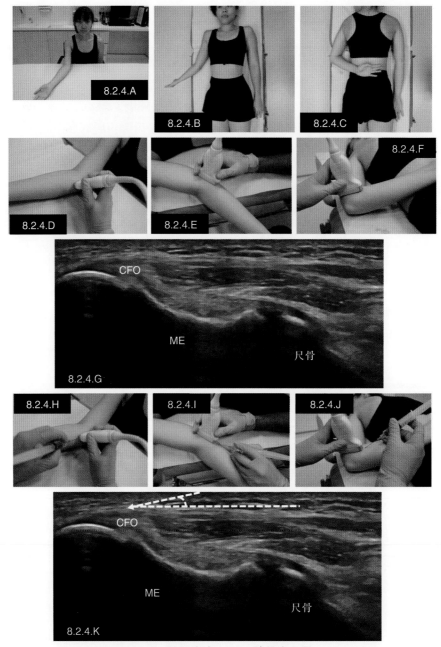

CFO，屈肌总腱；ME，肱骨内上髁

图 8.2.4　屈肌总腱注射

患者可采用坐位或仰卧位，肘部微屈，肩部外旋；亦可采用俯卧位，肩部内旋，手背于后侧。探头在长轴切面下，采用平面内进针技术由远端向近端进针注射。在屈肌总腱上方或内部应可见穿刺针尖。

8.2.5　肱三头肌腱

患者体位	在侧卧位时（译者注：原文为仰卧，结合图 8.2.5.A 及其描述，此处应为侧卧），患者将手掌平放在治疗床表面，保持肘部弯曲。此体位可暴露肘后部和肱三头肌腱（TT）（图 8.2.5.A）。在坐位时，可以使用类似体位暴露该区域（图 8.2.5.B）。虽然这两种体位对患者来说都有些不适，但将手掌平放可以增强后续注射的稳定性。
确认解剖结构	在两种体位下，均可在长轴切面上追踪肱三头肌直至其在尺骨鹰嘴处的附着点（图 8.2.5.C、D 和 E）。亦可将探头旋转 90°，在短轴切面下评估肱二头肌腱（图 8.2.5.F、G 和 H）。
注射操作	PRP 用于肌腱病变如退行性变。
建议使用的探头	线阵探头，6 ～ 15 mHz。 曲棍球棒探头，8 ～ 18 mHz。
建议采用的设备	**设备准备**：Set 4 用于 PRP 注射。 **穿刺针**：1 ～ 1.5 英寸 25 G 或 27 G。 标准或所在机构采用的 PRP 制剂。
注射技术	在长轴切面下（图 8.2.5.F、G 和 H）或短轴切面下（图 8.2.5.L、M 和 N），采用平面内进针技术进行。在这两种方法中，穿刺针以大约 20° 角进针，采用开窗技术注射。在这两个切面上，要重点明确尺神经和桡神经的位置，以避免潜在的损伤。

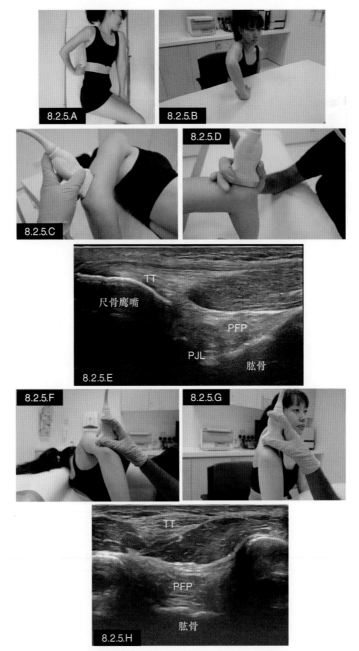

PFP，后侧脂肪垫；PJL，后关节线；TT，肱三头肌腱

图 8.2.5　肱三头肌腱注射

患者采用侧卧位或坐位，将手掌平放在治疗床上以增加手术过程中的稳定性，并暴露肘后部。探头在长轴切面或短轴切面下可采用平面内或平面外进针技术进行注射。在肱三头肌腱内应可见穿刺针尖。

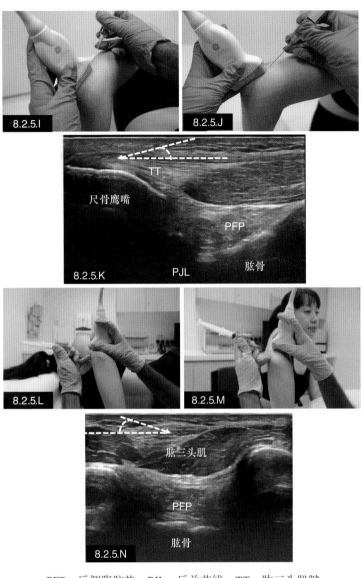

PFP，后侧脂肪垫；PJL，后关节线；TT，肱三头肌腱

图 8.2.5 （续）

患者采用侧卧位或坐位，将手掌平放在治疗床上以增加手术过程中的稳定性，并暴露肘后部。探头在长轴切面或短轴切面下可采用平面内或平面外进针技术进行注射。在肱三头肌腱内应可见穿刺针尖。

韧带注射

　　肘部最常接受注射的两条韧带包括桡侧副韧带（radial collateral ligament，RCL）或尺侧副韧带（ulnar collateral ligament，UCL）。这两条韧带可能会导致肘部疼痛和肘关节周围组织的稳定性问题，特别是在反复投掷活动或突然受伤的情况下。

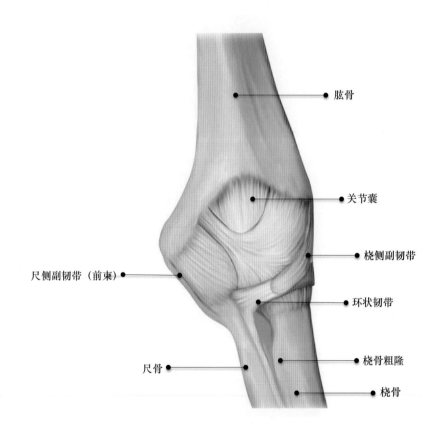

肱骨

关节囊

桡侧副韧带

尺侧副韧带（前束）

环状韧带

桡骨粗隆

尺骨

桡骨

8.2.6　桡侧副韧带

患者体位	在仰卧位时，患者将手臂平放在治疗床上，肘部弯曲，手呈半旋后位（图 8.2.6.A）。手掌置于体侧以进一步增强稳定性。在坐位时，前臂亦可采用类似的姿势，手臂放在治疗床上（图 8.2.6.B）。两种体位均可找到桡侧副韧带（RCL）。
确认解剖结构	探头在长轴切面下可以识别肱骨外上髁（LE）和桡骨小头，桡侧副韧带位于伸肌总腱下方（图 8.2.6.C ～ E）。亦可以在短轴切面下显示桡侧副韧带，应该注意桡神经及其分支。
注射操作	CSI 用于疼痛症状。 Prolo 注射用于韧带撕裂。
建议使用的探头	线阵探头，6 ～ 15 mHz。 曲棍球棒探头，8 ～ 18 mHz。
建议采用的设备	**设备准备**：Set 1 用于 CSI；Set 5 用于 Prolo 注射。 **穿刺针**：1 ～ 1.5 英寸 25 G 或 27 G。 **注射器**：3 ml 用于 CSI 和 Prolo。 **药物**：20 mg 曲安奈德（0.5 ml）和 1% 利多卡因（1 ml）用于标准 CSI。Prolo 注射可以采用 2 ml 50% 右旋糖和 1% 利多卡因比例为 50∶50 的混合液。
注射技术	采用平面内进针技术（图 8.2.6.F ～ H），穿刺针以约 45° 角由远端向近端进针。重要的是要确保针尖斜面朝下，在穿刺针到达 RCL 上时，注射少量药液将其与覆盖其上的组织分离。一旦观察到这种分离，稍退穿刺针，在此间隙内进行 CSI。 进行 Prolo 注射时，穿刺针应刺入桡侧副韧带，并采用开窗技术注射药液。

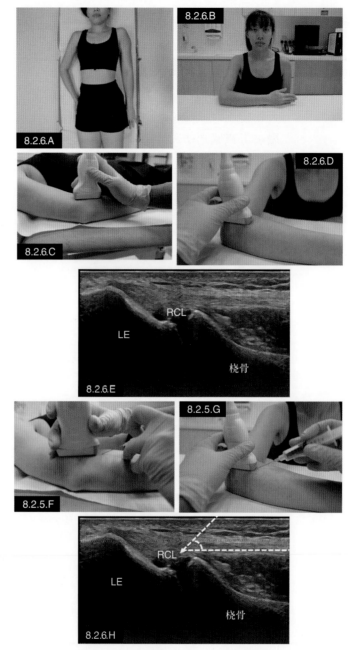

LE，肱骨外上髁；RCL，桡侧副韧带

图 8.2.6   桡侧副韧带注射

患者可采用仰卧位或坐位，肘部微屈，将手置于体侧以进一步稳定肘部。探头在长轴切面下，可采用平面内进针技术由远端向近端进针完成注射，在桡侧副韧带内应可见穿刺针尖。

8.2.7 尺侧副韧带

患者体位	在坐位时，患者手臂置于旋后位并外旋，暴露尺侧副韧带（UCL）（图 8.2.7.A）。在仰卧位时，患者手臂置于旋后位并轻微外展（图 8.2.7.B）。在俯卧位时，患者手臂背于后背，肘部屈曲 90°，掌面向上（图 8.2.7.C）。后者往往是进行注射操作更稳定的体位。
确认解剖结构	探头在长轴切面上可以识别肱骨内侧上髁（ME）和尺骨，尺侧副韧带位于屈肌总腱（CFO）下方（图 8.2.7.D～G）。这一图像在所有三种体位都可以看到。短轴切面有助于进一步显示韧带。
注射操作	CSI 用于疼痛症状。 Prolo 注射用于韧带撕裂。
建议使用的探头	线阵探头，6～15 mHz。 曲棍球棒探头，8～18 mHz。
建议采用的设备	**设备准备**：Set 1 用于 CSI；Set 2 用于 HVI；Set 5 用于 Prolo 注射。 **穿刺针**：1～1.5 英寸 25 G 或 27 G。 **注射器**：3 ml 用于 CSI 或 Prolo 注射。 **药物**：20 mg 曲安奈德（0.5 ml）和 1% 利多卡因（1 ml）用于标准 CSI。Prolo 注射可以采用 2 ml 50% 右旋糖和 1% 利多卡因比例为 50∶50 的混合液。
注射技术	采用平面内进针技术（图 8.2.7.H～K），穿刺针以约 45° 角由远端向近端进针。重要的是要确保针尖斜面朝下，在穿刺针到达尺侧副韧带上时，注射少量药液将其与覆盖其上的组织分离。一旦观察到这种分离，稍退穿刺针，在此间隙内进行 CSI。 进行 Prolo 注射时，穿刺针应刺入尺侧副韧带，并采用开窗技术注射药液。

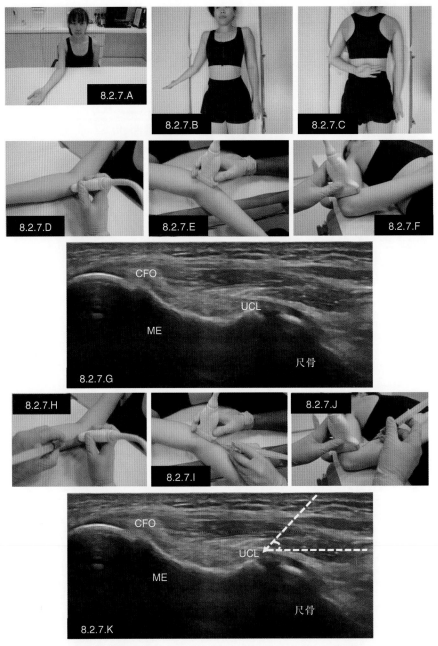

CFO，屈肌总腱；ME，肱骨内上髁；UCL，尺侧副韧带

图 8.2.7　尺侧副韧带注射

患者可采用仰卧位或坐位，肘部微屈，肩部稍外旋；也可采用俯卧位，肩部内旋，前臂背于后背。探头在长轴切面下，可采用平面内进针技术从远端到近端进行注射，在尺侧副韧带内应可见穿刺针尖。

滑囊

　　滑囊可能出现于肱二头肌远端肌腱（distal biceps tendon，DBTB）和尺骨鹰嘴（olecranon）周围两个区域，通常由于尺骨鹰嘴持续受到压力或肱二头肌远端肌腱过度负荷而导致。

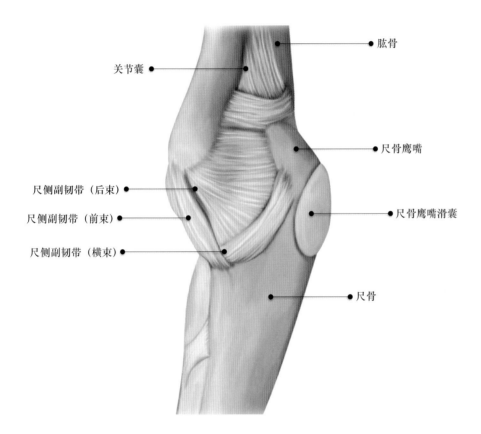

关节囊

肱骨

尺骨鹰嘴

尺侧副韧带（后束）

尺侧副韧带（前束）

尺侧副韧带（横束）

尺骨鹰嘴滑囊

尺骨

8.2.8 肱二头肌远端肌腱滑囊

患者体位	在仰卧位时，患者将肘部屈曲 90°，前臂旋前，掌面向下（图 8.2.8.A）。坐位时也可以采用类似的体位（图 8.2.8.B）。
确认解剖结构	肘部屈曲，前臂旋前，探头以短轴切面置于尺骨和桡骨之间。可在桡骨上显示包绕其上的肱二头肌远端肌腱，肱二头肌远端肌腱滑囊（DBTB）即位于其上方（图 8.2.8.C ～ E）。
注射操作	CSI 用于滑囊炎和撞击症状。
建议使用的探头	线阵探头，6 ～ 15 mHz。 曲棍球棒探头，8 ～ 18 mHz。
建议采用的设备	**设备准备**：Set 1 用于 CSI。 **穿刺针**：1 ～ 1.5 英寸 25 G 或 27 G。 **注射器**：3 ml 用于 CSI。 **药物**：40 mg 曲安奈德（1 ml）和 1% 利多卡因（1 ml）用于标准 CSI。
注射技术	采用平面内进针技术（图 8.2.8.F ～ H），穿刺针以约 40° 角进针。重要的是要确保针尖斜面朝下，在穿刺针到达肌腱上时，注射少量药液将滑囊与其周围组织分离。一旦观察到这种分离，再次定位穿刺针位于滑囊内，随后注射药液。

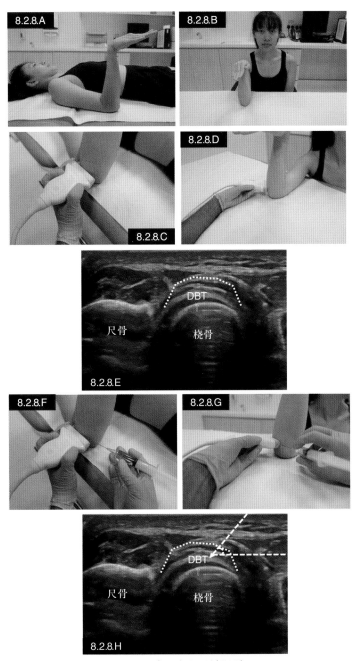

DBT，肱二头肌远端肌腱

图 8.2.8 肱二头肌远端肌腱滑囊注射

患者可采用仰卧位或坐位，肘部屈曲 90°，前臂旋前。探头在长轴切面下，采用平面内技术从内侧向外侧进针。针尖应该位于肱二头肌远端肌腱上方的肱二头肌远端肌腱滑囊内。

8.2.9 尺骨鹰嘴滑囊

患者体位	在侧卧位（译者注：原文为仰卧，结合图 8.2.9.A 及其描述，此处应为侧卧）时，患者可将其手臂伸展、稍内旋后放在治疗床上，暴露肘后部（图 8.2.9.A）。在坐位时，可以采用类似的体位暴露该部位（图 8.2.9.B）。
确认解剖结构	在两种体位下，探头在长轴切面下追踪肱三头肌腱至其在尺骨鹰嘴处附着点，并沿此越过肘部边缘，可见尺骨鹰嘴滑囊（OB）（图 8.2.9.C ～ E）。也可将探头旋转 90° 在短轴切面下评估尺骨鹰嘴滑囊（图 8.2.9.F ～ H）。
注射操作	抽吸后可进行 CSI。
建议使用的探头	线阵探头，6 ～ 15 mHz。 曲棍球棒探头，8 ～ 18 mHz。
建议采用的设备	**设备准备**：Set 1 用于 CSI 和抽吸。 **穿刺针**：1 ～ 1.5 英寸 25 G 或 27 G。 **注射器**：3 ml 用于 CSI；10 ml（s）用于抽吸。 **药物**：20 mg 曲安奈德（0.5 ml）和 1% 利多卡因（1 ml）用于标准 CSI。
注射技术	在长轴切面（图 8.2.9.I ～ K）或短轴切面（图 8.2.9.L ～ N）下，采用平面内技术以约 20° 角进针，针尖斜面向下。完成抽吸后，换成进行 CSI 的注射器，从而最大限度地减少重复穿刺的需要。如果抽吸后滑囊平复，可注射少量药液以再次扩开该间隙，再重新定位针头后注射剩余药液。

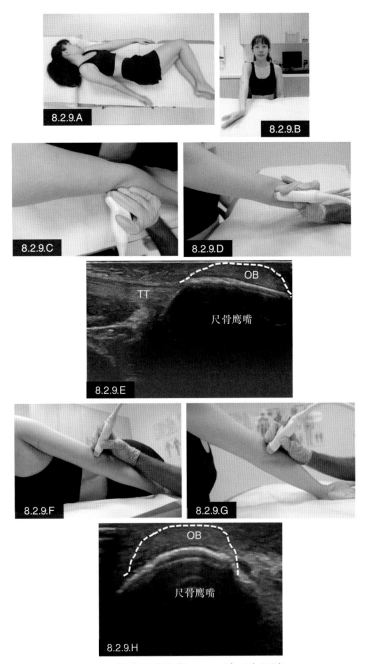

OB，尺骨鹰嘴滑囊；TT，肱三头肌腱

图 8.2.9　尺骨鹰嘴滑囊注射

患者可采用侧卧位或坐位，肘部外展并屈曲，肩部稍内旋。探头在长轴或短轴切面下，可采用平面内进针技术进行注射，在尺骨鹰嘴滑囊内应可见穿刺针尖。

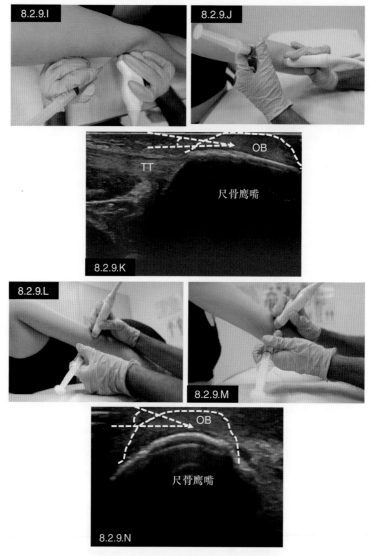

OB，尺骨鹰嘴滑囊；TT，肱三头肌腱

图 8.2.9 （续）

患者可采用侧卧位或坐位，肘部外展并屈曲，肩部稍内旋。探头在长轴或短轴切面下，可采用平面内进针技术进行注射，在尺骨鹰嘴滑囊内应可见穿刺针尖。

神经注射

由于尺神经（ulnar nerve，UN）走行通过肘管，因此是最常见的需要注射治疗的神经，症状可由半脱位或长时间压迫引起。

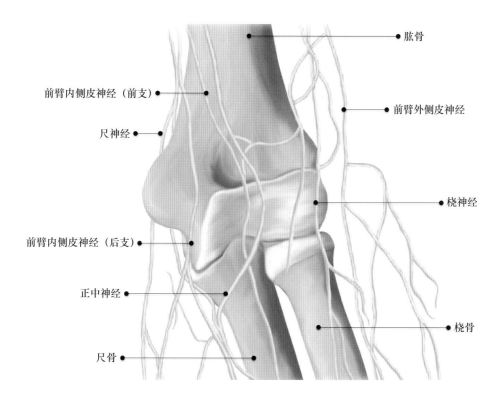

8.2.10 尺神经

患者体位	在侧卧位（译者注：原文为仰卧，结合图 8.2.10.A 及其描述，此处应为侧卧）时，患者将手掌平放在治疗床表面，肘部弯曲，暴露肘部后内侧（图 8.2.10.A）。在坐位时，可以使用类似的体位暴露该区域（图 8.2.10.B）。虽然这两种体位对患者来说都有些不适，但将手掌平放，可增强后续注射时的稳定性。
确认解剖结构	将探头置于肘管上，在短轴切面上可识别肘管内邻近骨骼的尺神经（UN）（图 8.2.10.C ～ E）。应追踪其近端和远端以确认神经的完整性，并在长轴切面下观察神经有无肿胀或增厚。肱骨内上髁半脱位可以通过被动伸肘来评估。
注射操作	CSI 用于治疗半脱位或卡压所致的神经病变。
建议使用的探头	曲棍球棒探头，8 ～ 18 mHz。
建议采用的设备	**设备准备**：Set 1 用于 CSI。 **穿刺针**：1 ～ 1.5 英寸 25 G 或 27 G。 **注射器**：3 ml 用于 CSI。 **药物**：20 mg 曲安奈德（0.5 ml）和 1% 利多卡因（0.5 ml）用于标准 CSI。
注射技术	在短轴切面下，采用平面内进针技术以约 20° ～ 30° 角进针（图 8.2.10.F ～ H）。针尖斜面向下，一旦突破韧带，将药液注入肘管间隙，同时要小心避免神经内注射。或者，也可在短轴切面下采用平面外进针技术（图 8.2.10.I ～ K），穿刺针进入肘管后，在尺神经上方注入药液。

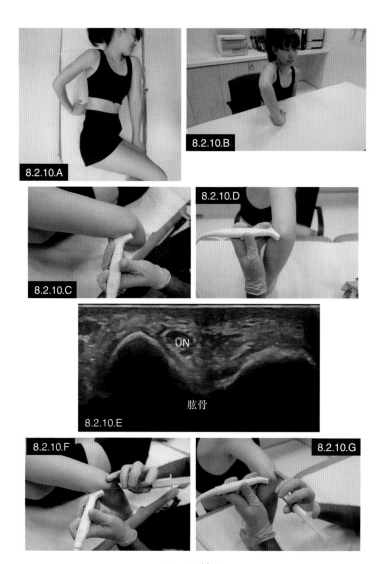

UN, 尺神经

图 **8.2.10** 尺神经注射

患者可采用侧卧位或坐位, 将手平放在治疗床上, 暴露肘后部以进一步增加操作时的稳定性。探头在短轴切面下, 可采用平面内或平面外进针技术进行注射, 在 Guyon 管内邻近尺神经应可见穿刺针尖。

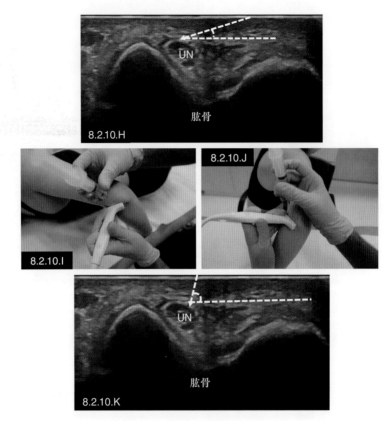

UN，尺神经

图 8.2.10 （续）

患者可采用侧卧位或坐位，将手平放在治疗床上，暴露肘后部以进一步增加操作时的稳定性。探头在短轴切面下，可采用平面内或平面外进针技术进行注射，在 Guyon 管内邻近尺神经应可见穿刺针尖。

8.3　腕部和手部

　　腕部和手部周围的大部分结构由于其位置表浅的特性，可在超声引导下进行治疗。关节内病变可以在超声引导下注射，但不能进行诊断。在进行腕部操作时，患者可采用坐位或卧位，可以使用枕头支撑或固定支架限制关节活动。

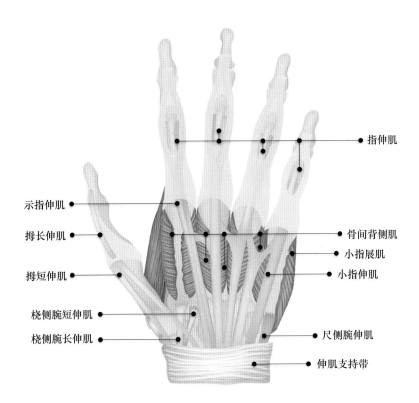

指伸肌

示指伸肌

拇长伸肌

拇短伸肌

桡侧腕短伸肌

桡侧腕长伸肌

骨间背侧肌

小指展肌

小指伸肌

尺侧腕伸肌

伸肌支持带

关节注射

腕关节是桡骨 / 尺骨远端、腕骨和掌骨组成的复合关节。在腕关节背侧（dorsal wrist joint，DWJ）注射通常能使药液扩散更为广泛。手部的第 1 腕掌关节（1st carpometacarpal joint，CMCJ1）、掌指关节（metacarpophalangeal joint，MCPJ）、指骨间关节（interphalangeal joint，IPJ）往往较小，不适于进行大容量注射；因此，较高浓度的药液是有益的。

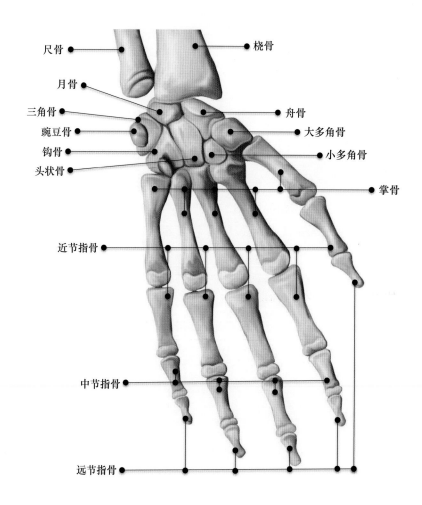

8.3.1 腕背关节

患者体位	在仰卧位时，患者将手掌平放在治疗床表面，暴露手背（图 8.3.1.A）。在坐位时，可使用类似的体位将手置于治疗床上，暴露该区域（图 8.3.1.B）。
确认解剖结构	探头在长轴切面上，可以第 3 掌骨基底部为腕背关节（DWJ）标志，在同一声窗中可识别头状骨、月骨和桡骨远端（图 8.3.1.C 和 D）。通常不需要短轴切面下评估腕背关节。
注射操作	CSI 用于滑膜炎、退行性疾病或急性疼痛。 PRP 或 HA 用于腕部退行性疾病。
建议使用的探头	线阵探头，6 ～ 15 mHz。 曲棍球棒探头，8 ～ 18 mHz。
建议采用的设备	**设备准备**：Set 1 用于 CSI 和 HA 注射；Set 4 用于 PRP 注射。 **穿刺针**：1 ～ 1.5 英寸 25 G 或 27 G。 **注射器**：3 ml 用于 CSI。 **药物**：20 mg 曲安奈德（0.5 ml）和 1% 利多卡因（0.5 ml）用于标准 CSI。 标准或所在机构采用的 HA 或 PRP 制剂。
注射技术	在长轴切面下，采用平面内进针技术以约 45° ～ 50° 角进针（图 8.3.1.E 和 F）。针尖斜面朝下，针可刺入关节内。可以注入少量药液以打开间隙，如有必要，可以重新定位针尖位置。注射时应注意避免损伤伸肌腱。如果首选平面内进针技术，可采用短轴切面，但这在技术上可能更具挑战性。

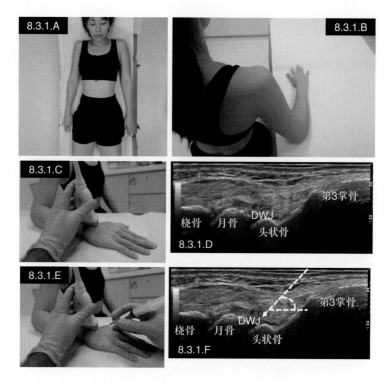

DWJ，腕背关节

图 8.3.1　腕背关节注射

无论采用卧位还是坐位，患者掌面向下将手平放在治疗床上，暴露腕背关节。探头在长轴切面下，采用平面内进针技术由远端向近端进针，在腕关节中部间隙内应可见穿刺针尖。

8.3.2 第 1 腕掌关节

患者体位	在仰卧位或坐位时，患者将手和手腕以半旋后位置于治疗床上的毛巾或枕头上（图 8.3.2.A 和 B）。可使手稍偏尺侧，并打开第 1 腕掌关节（CMCJ1），使其更表浅。
确认解剖结构	探头在长轴切面上，通过追踪第 1 掌骨近端，并识别第 1 掌骨与大多角骨之间关节确认第 1 掌指关节（图 8.3.2.C 和 D）。此处可见退行性改变或滑膜增厚。将手腕偏向尺骨有助于打开关节。
注射操作	CSI 用于疼痛、退行性疾病和滑膜炎。 PRP 用于退行性关节疾病。HA 可以尝试用于注射，但其黏性可能影响注射。
建议使用的探头	曲棍球棒探头，8～18 mHz。
建议采用的设备	**设备准备**：Set 1 用于 CSI 和 HA 注射；Set 4 用于 PRP 注射。 **穿刺针**：1～1.5 英寸 25 G 或 27 G。 **注射器**：3 ml 用于 CSI。 **药物**：20 mg 曲安奈德（0.5 ml）和 1% 利多卡因（0.5 ml）用于标准 CSI。 标准或所在机构采用的 HA 或 PRP 制剂。
注射技术	探头在长轴切面下，采用平面内进针技术是最佳的注射方法。穿刺针呈约 30° 角（图 8.3.2.E 和 F），针尖斜面朝下，刺入关节内部。注射时应注意避免损伤肌腱。一旦进入关节，可能会有压力积聚，然后压力才会降低并观察到流体流动。也可以使用平面外进针技术，将探头置于关节上，穿刺针贴近探头以近乎垂直皮肤的角度进针（图 8.3.2.G 和 H）。

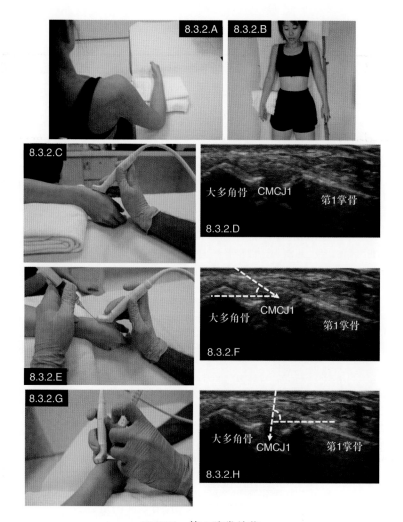

CMCJ1，第 1 腕掌关节

图 8.3.2 第 1 腕掌关节注射

患者可采用卧位或坐位，将前臂置于半旋后位，手腕置于卷起的毛巾上以使手呈尺偏位。探头在长轴切面下，采用平面内进针技术由近端向远端进针，或者可采用平面外进针技术。在 CMCJ1 内应可见穿刺针尖。

8.3.3 掌指关节

患者体位	仰卧位或坐位时，患者掌面向下将手和手腕放在治疗床上（图 8.3.3.A 和 B）。这样可以从背侧观察掌指关节（MCPJ）和指骨间关节（IPJ）。
确认解剖结构	探头以长轴切面从掌骨的近端向远端扫查，辨认各掌指关节和指骨间关节（图 8.3.3.C 和 D）。退行性改变可能表现为骨皮质不规则，而滑膜增厚可能提示滑膜炎。
注射操作	CSI 用于疼痛、退行性疾病或滑膜炎。 PRP 用于退行性关节疾病。 HA 可以尝试用于注射，但其黏性可能影响注射。
建议使用的探头	曲棍球棒探头，8 ~ 18 mHz。
建议采用的设备	**设备准备**：Set 1 用于 CSI 和 HA 注射；Set 4 用于 PRP 注射。 **穿刺针**：1 英寸 25 G 或 27 G。 **注射器**：3 ml 用于 CSI。 **药物**：20 mg 曲安奈德（0.5 ml）和 1% 利多卡因（0.5 ml）用于标准 CSI。 标准或所在机构采用的 HA 或 PRP 制剂。
注射技术	探头在长轴切面下，采用平面内进针技术以约 20° 角由近端向远端进针（图 8.3.3.E 和 F），针尖斜面朝下，刺入关节内部。或者，也可以采用平面外进针技术，将探头放在关节上方，穿刺针稍旁开中线，垂直于皮肤进针（图 8.3.3.G 和 H）。注射时应注意避免损伤肌腱和神经血管结构。

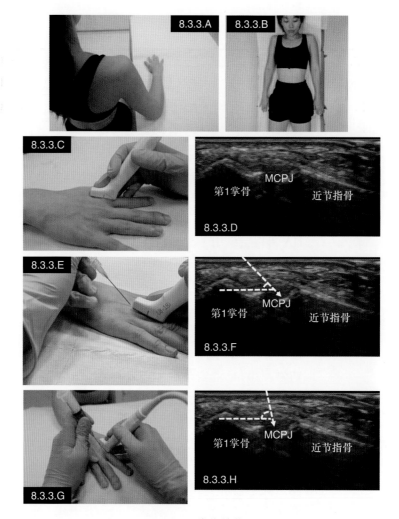

MCPJ，掌指关节

图 8.3.3　掌指关节注射

患者可采用卧位或坐位，掌面向下将手平放在治疗床上。探头在长轴切面下，可采用平面内或平面外进针技术进行注射。在掌指关节内应可见穿刺针尖。

肌腱注射

手部和腕部周围常见的肌腱病变包括桡骨茎突狭窄性腱鞘炎（De Quervain's tenosynovitis，DQT）、尺侧腕伸肌（extensor carpi ulnaris，ECU）、肌腱病变、交叉综合征（intersection syndromes，IS）和扳机指（trigger fingers，TF）。

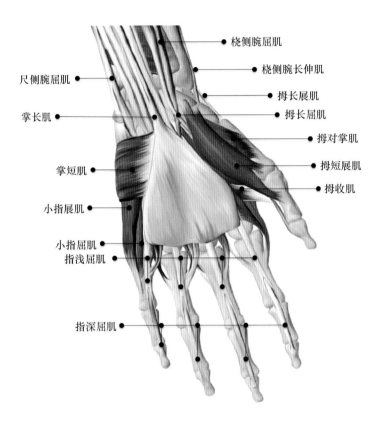

桡侧腕屈肌

桡侧腕长伸肌

尺侧腕屈肌

拇长展肌

掌长肌

拇长屈肌

拇对掌肌

掌短肌

拇短展肌

小指展肌

拇收肌

小指屈肌

指浅屈肌

指深屈肌

8.3.4　桡骨茎突狭窄性腱鞘炎

患者体位	在仰卧位或坐位时，患者将手以半旋后位放在治疗床或毛巾的表面，暴露手腕桡侧缘（图 8.3.4.A 和 B）。使拇长展肌（abductor pollicis longus，APL）和拇短伸肌（extensor pollicis brevis，EPB）肌腱易于触及。
确认解剖结构	确认 Lister 结节并追踪至手腕桡侧缘有助于定位第 1 伸肌肌间隔。一旦确定位置，可在长轴或短轴切面（图 8.3.4.C 和 D）下从远端扫查桡骨茎突狭窄性腱鞘炎（De Quervain's tenosynovitis，DQT）涉及的肌腱（APL 和 EPB），并可观察到肌腱滑膜水肿和增厚（图 8.3.4.E 和 F）。
注射操作	CSI 用于腱鞘炎。 PRP 用于伴有肌腱内撕裂的退行性肌腱病变。
建议使用的探头	曲棍球棒探头，8 ～ 18 mHz。 线阵探头，6 ～ 15 mHz。
建议采用的设备	**设备准备**：Set 1 用于 CSI；Set 4 用于 PRP 注射。 **穿刺针**：1 ～ 1.5 英寸 25 G 或 27 G。 **注射器**：3 ml 用于 CSI。 **药物**：20 mg 曲安奈德（1 ml）和 1% 利多卡因（0.5 ml）用于标准 CSI。 标准或所在机构采用的 PRP 制剂。
注射技术	在长轴或短轴切面下，采用平面内技术进针，长轴切面进针角度约 20°（图 8.3.4.G 和 H），短轴切面尽可能水平进针（图 8.3.4.I 和 J）。针尖斜面朝下，一旦针尖刺入腱鞘内触及肌腱，并观察到两个平面分离，可以稍退针，并可观察到药液在创建的间隙中流动。应注意避免直接注射至肌腱内以及损伤神经或血管。平面外成像可以确认在注入药液后，穿刺针在所创建间隙中的位置。对于 PRP 注射，穿刺针刺入肌腱内，并采用开窗技术进行注射。

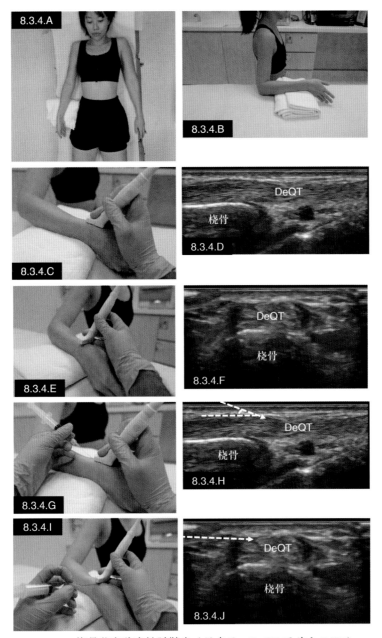

DeQT，桡骨茎突狭窄性腱鞘炎（译者注：DeQT 同前文 DQT）

图 **8.3.4** 桡骨茎突狭窄性腱鞘炎注射

患者可采用坐位或卧位，将前臂置于半旋后位，手腕置于卷起的毛巾上，使手能够偏向尺侧。探头在长轴或短轴切面下，可采用平面内或平面外进针技术，由近端向远端或由外侧向内侧进针。在肌腱和其腱鞘之间应可见穿刺针尖。

8.3.5　尺侧腕伸肌

患者体位	在仰卧位或坐位时，患者将手放在治疗床表面，以过度内旋暴露腕尺侧缘，同时使尺侧腕伸肌（ECU）肌腱易于触及（图 8.3.5.A 和 B）。
确认解剖结构	确认 Lister 结节并追踪至手腕尺侧缘有助于定位第 6 伸肌肌间隔（compartment）（图 8.3.5.C 和 D）。一旦确定位置，可向远端扫查位于尺骨沟内的 ECU 肌腱，可见伸肌支持带覆于其上方。也可以在长轴切面上评估肌腱的增厚和血运情况（图 8.3.5.E 和 F）。
注射操作	CSI 用于肌腱病变引发的疼痛。 PRP 用于伴有肌腱内撕裂的退行性肌腱病变。
建议使用的探头	曲棍球棒探头，8 ～ 18 mHz。 线阵探头，6 ～ 15 mHz。
建议采用的设备	**设备准备**：Set 1 用于 CSI；Set 4 用于 PRP 注射。 **穿刺针**：1 ～ 1.5 英寸 25 G 或 27 G。 **注射器**：3 ml 用于 CSI。 **药物**：20 mg 曲安奈德（1 ml）和 1% 利多卡因（0.5 ml）用于标准 CSI。 标准或所在机构采用的 PRP 制剂。
注射技术	在短轴（图 8.3.5.G 和 H）或长轴（图 8.3.5.I 和 J）切面下，采用平面内进针技术进行注射，前者进针角度尽可能水平，后者进针角度为 20°。针尖斜面向下，当针尖触及腱鞘内的肌腱并观察到组织分离平面时，如有必要可以重新调整针尖位置，应该可以看到药液在肌腱周围流动，注意避免直接注射到肌腱中。对于 PRP 注射，穿刺针刺入肌腱内，并采用开窗技术进行注射。

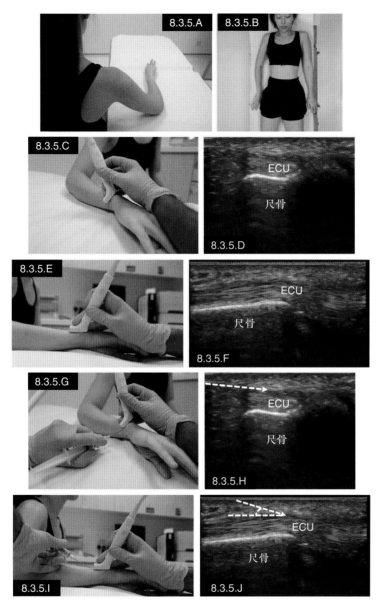

ECU，尺侧腕伸肌

图 8.3.5　尺侧腕伸肌注射

患者可采用卧位或坐位，将前臂置于过度内旋位。探头在长轴或短轴切面下，可采用平面内进针技术由近端至远端或外侧至内侧进行注射。在肌腱和其鞘之间应可见穿刺针尖。

8.3.6　交叉综合征

患者体位	在仰卧位或坐位时，患者将手掌平放在治疗床表面或枕头上。手可以保持旋前位，暴露手腕和前臂背侧（图 8.3.6.A 和 B）。
确认解剖结构	探头在短轴切面上，可以辨识两个交叉点。近端涉及第一肌间隔（APL/EPB）越过第二肌间隔（ECRB/ERCL）（图 8.3.6.C 和 D），而远端涉及第三肌间隔（EPL）跨越第二肌间隔（图 8.3.6.E 和 F）。
注射操作	CSI 用于交叉综合征。
建议使用的探头	曲棍球棒探头，8 ～ 18 mHz。 线阵探头，6 ～ 15 mHz。
建议采用的设备	**设备准备**：Set 1 用于 CSI。 **穿刺针**：1 ～ 1.5 英寸 25 G 或 27 G。 **注射器**：3 ml 用于 CSI。 **药物**：20 mg 曲安奈德（1 ml）和 1% 利多卡因（0.5 ml）用于标准 CSI。
注射技术	在短轴切面下，采用平面内进针技术以约 20° ～ 30° 角进针（近端：图 8.3.6.G 和 H；远端：图 8.3.6.I 和 J）极易完成注射。针尖斜面向下，当穿刺针进入位于两个肌间隔之间的平面时，注入少量药液以产生组织分离的平面。如果需要，可以在完全注射药液之前重新定位针尖位置。应注意避免直接注射到肌腱和神经内。

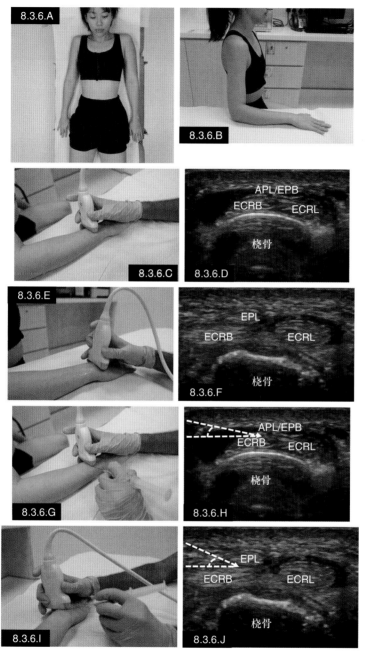

APL/EPB，拇长展肌 / 拇短伸肌；ECRB，桡侧腕短伸肌；ECRL，桡侧腕长伸肌；EPL，拇长伸肌

图 **8.3.6** 交叉综合征注射

患者可采用卧位或坐位，前臂旋前，同时将手放在治疗床上。探头在短轴切面下，采用平面内进针技术，由外侧向内侧进针完成注射。在肌腱之间应可见穿刺针尖。

8.3.7　扳机指

患者体位	在仰卧位或坐位时，患者掌面向上，将手平放在治疗床表面，暴露掌侧（图 8.3.7.A 和 B）。
确认解剖结构	探头在短轴或长轴切面上检查受累手指。在短轴切面上，肌腱周围可发现一个低回声区域，提示滑车增厚（图 8.3.7.C）。在长轴切面上，可以识别突出的滑车，如果手指弯曲，可以看到它在运动到一定角度时出现卡压（图 8.3.7.D）。
注射操作	CSI 用于疼痛和扳机现象。
建议使用的探头	曲棍球棒探头，8 ～ 18 mHz。 线阵探头，6 ～ 15 mHz。
建议采用的设备	**设备准备**：Set 1 用于 CSI。 **穿刺针**：1 ～ 1.5 英寸 25 G 或 27 G。 **注射器**：3 ml 用于 CSI。 **药物**：20 mg 曲安奈德（1 ml）和 1% 利多卡因（0.5 ml）用于标准 CSI。
注射技术	扳机指注射在短轴切面下最易完成，采用平面内进针技术以约 20° 的角度进针（图 8.3.7.E 和 F），针尖斜面向下，当穿刺针到达滑车和肌腱之间的平面内，同时一旦观察到此间隙打开时，应该可以看到药液在肌腱周围流动，如有必要可以重新调整针尖位置。患者可能会主诉手指出现紧迫感。长轴切面也可用于从近端到远端的定位（图 8.3.7.I 和 J）。应注意避免直接注射到肌腱和附近的任何神经血管结构内。

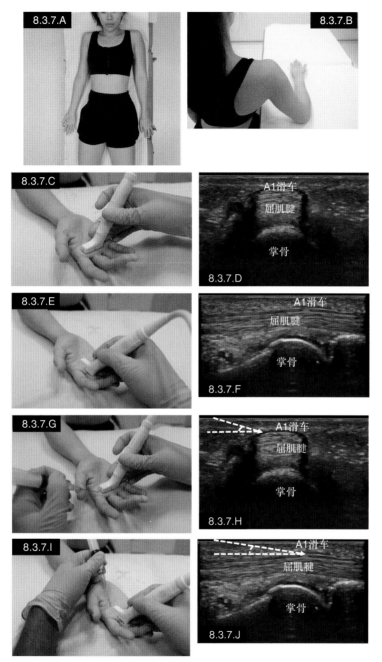

图 8.3.7 扳机指注射

患者可采用卧位或坐位，患者掌面向上将手放在治疗床上。探头在长轴或短轴切面下，可采用平面内技术进行注射。在肌腱和 A1 滑车之间应可见穿刺针尖。

神经注射

　　正中神经（median nerve，MN）通常在其自屈肌支持带下方进入腕掌侧腕管时受累。由于其位置表浅，可在前臂走行路径上评估正中神经，也是腕部常见的神经注射。

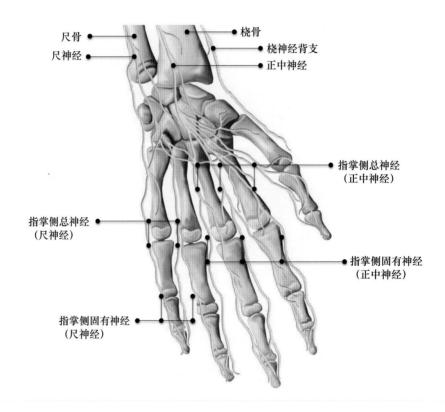

尺骨

尺神经

桡骨

桡神经背支

正中神经

指掌侧总神经
（正中神经）

指掌侧总神经
（尺神经）

指掌侧固有神经
（正中神经）

指掌侧固有神经
（尺神经）

8.3.8 正中神经

患者体位	仰卧位或坐位时，患者掌面向上，将手腕平放在治疗床表面，暴露手腕和前臂掌侧（图 8.3.8.A 和 B）。可用枕头或卷起的毛巾提高患者舒适度或稳定性。
确认解剖结构	探头在短轴切面上，随着"葡萄串"样图像的出现，可见正中神经（median nerve，MN）在分为更小分支前，自屈肌支持带下进入腕管（图 8.3.8.C 和 D）。在此切面下，测量其横截面面积（译者注：原文为周长，结合上下文应为面积），若大于 10 mm^2，提示腕管综合征（carpal tunnel syndrome，CTS）。亦可确认增厚的屈肌支持带。
注射操作	CSI 用于疼痛和神经病变。
建议使用的探头	曲棍球棒探头，8 ～ 18 mHz。 线阵探头，6 ～ 15 mHz。
建议采用的设备	**设备准备**：Set 1 用于 CSI。 **穿刺针**：1 ～ 1.5 英寸 25 G 或 27 G。 **注射器**：3 ml 用于 CSI。 **药物**：20 mg 曲安奈德（1 ml）和 1% 利多卡因（0.5 ml）用于标准 CSI。
注射技术	在短轴切面下，采用平面内进针技术，以约 20° ～ 30° 角进针最容易完成注射（图 8.3.8.E 和 F）。针尖斜面向下，穿刺针进入正中神经和屈肌支持带之间后，注射药液以使组织平面分离。一旦正中神经边缘被更清楚显示后，穿刺针应调整为更陡直的角度，重新进针至正中神经下方，同时进一步实施 CSI。

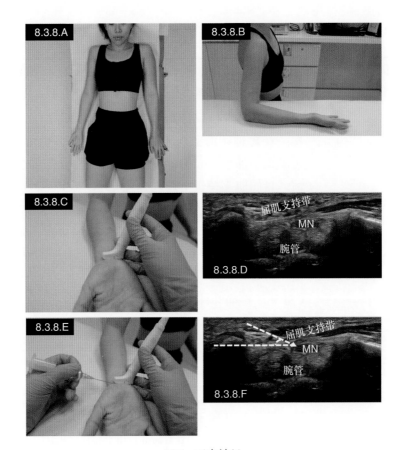

MN，正中神经

图 8.3.8　正中神经注射

患者可采用卧位或坐位，掌面向上，将前臂和手放在治疗床上。探头在短轴切面下，可采用平面内进针技术进行注射，在正中神经和屈肌支持带之间应可见穿刺针尖。

韧带注射

腕部舟月韧带（scapholunate ligament，SLL）通常因跌倒时手过伸而受伤。在疼痛或部分撕裂的情况下，超声引导下注射可以帮助愈合和功能恢复。

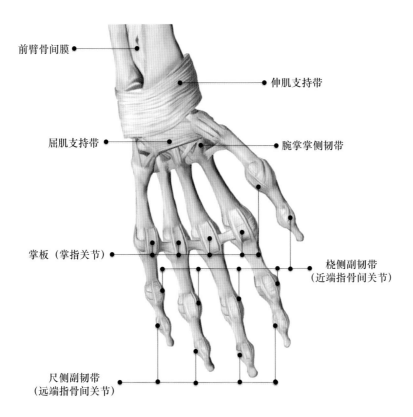

前臂骨间膜

伸肌支持带

屈肌支持带

腕掌掌侧韧带

掌板（掌指关节）

桡侧副韧带
（近端指骨间关节）

尺侧副韧带
（远端指骨间关节）

8.3.9   舟月韧带

患者体位	仰卧位或坐位时，患者将手腕平放在治疗床表面，暴露手背（图 8.3.9.A 和 B）。如果需要，可以用枕头或毛巾支撑手腕。
确认解剖结构	定位 Lister 结节，探头在短轴切面上，自 Lister 结节向远端扫查识别舟月韧带（SLL）。舟月韧带在紧邻 Lister 结节远端舟骨和月骨之间走行（图 8.3.9.C 和 D）。或者探头可在长轴切面上识别月骨，然后将探头旋转 90°，可显示舟月韧带。
注射操作	CSI 用于疼痛综合征。 Prolo 注射用于部分肌腱撕裂。
建议使用的探头	曲棍球棒探头，8 ～ 18 mHz。 线阵探头，6 ～ 15 mHz。
建议采用的设备	**设备准备**：Set 1 用于 CSI；Set 5 用于 Prolo 注射。 **穿刺针**：1 ～ 1.5 英寸 25 G 或 27 G。 **注射器**：3 ml 用于 CSI。 **药物**：20 mg 曲安奈德（0.5 ml）和 1% 利多卡因（0.5 ml）用于标准 CSI。Prolo 注射可以采用 2 ml 的 50% 右旋糖和 1% 利多卡因体积比为 50：50 的混合液。
注射技术	在短轴切面下，采用平面内进针技术，以约 30° 角进针最易完成注射（图 8.3.9.E 和 F）。针尖斜面向下，穿刺针在到达韧带上方时开始进行 CSI，药液应该注射到韧带上方。一旦出现组织平面分离，如有必要可以重新定位穿刺针，以避免注射到韧带内。进行 Prolo 注射时，穿刺针应刺入韧带，并采用开窗技术注射药液。注射时应注意避免损伤肌腱。

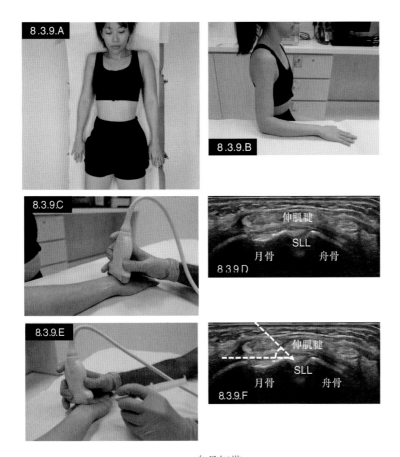

SLL，舟月韧带

图 8.3.9　舟月韧带注射

患者可采用卧位或坐位，将前臂置于旋前位，手放于治疗床上。探头在短轴切面下，采用平面内进针技术由内侧或外侧进针完成注射，在韧带内应可见穿刺针尖。

（陶涛　译　姜妤　校）

第 9 章　脊　柱

　　脊柱的详细评估需要 MRI 等影像学检查，但脊柱周围结构相对表浅，因此超声可用于进行腰椎和颈椎神经根（nerve root，NR）周围及关节突关节的注射治疗。此外，超声也可用于骶髂关节（sacro-iliac joints，SIJ）的可视化治疗。

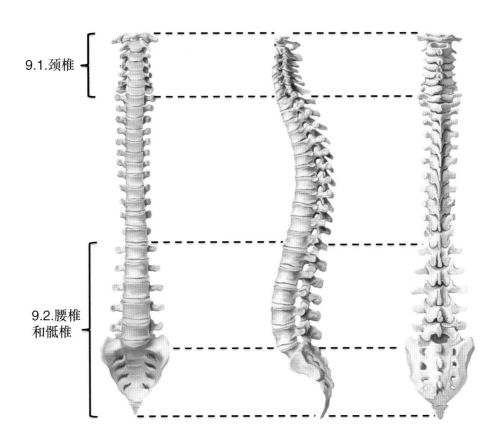

9.1.颈椎

9.2.腰椎
和骶椎

9.1 颈 椎

　　传统上，颈椎关节突关节（cervical facet joints，CFJ）和颈神经根（cervical nerve roots，CNR）的注射是在 X 线透视或 CT 引导下进行的。实时超声的引入使得注射更加高效、安全，并且避免了患者过度暴露于辐射下。超声的另一个优势是多普勒血流模式可以使血管结构可视化。

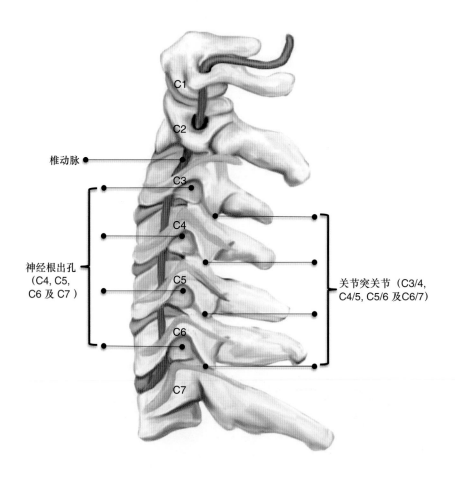

关节

超声可以从颈后部定位颈椎关节突关节（CFJ），并实施注射治疗。在诊断不明确的情况下，可以单纯使用局麻药注射，若想获得更长时间的疗效，可加入激素。

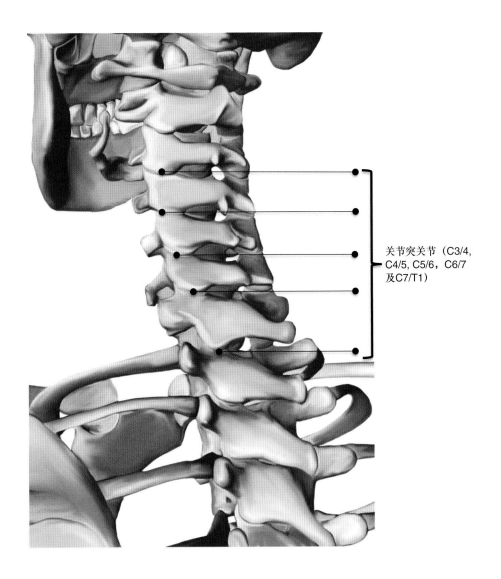

关节突关节（C3/4，C4/5，C5/6，C6/7及C7/T1）

9.1.1 颈椎关节突关节

患者体位	对于颈椎关节突关节（CFJ），患者可取侧卧位，颈部稍向对侧弯曲（图 9.1.1.A）。这一体位可以充分打开治疗侧颈椎，特别适用于颈部较短的患者。患者也可采用坐位，颈部处于中立位或轻微伸展位（图 9.1.1.B）。
确认解剖结构	将探头放置于颈外侧，以短轴切面（SAX）扫查，可通过 C7 颈椎仅有一个横突后结节的特征进行椎体定位。向后移动探头，当椎板进入视野时，可识别 C7/T1 关节突关节（图 9.1.1.C～E）。向头侧移动探头到达 C6 水平时，可见两个横突结节，向后移动探头可找到 C6 CFJ。以此类推可识别 C6 以上各节段颈椎的关节突关节。
注射操作	CSI 用于 CFJ 疼痛。
建议使用的探头	线阵探头，8～12 mHz。
建议采用的设备	**设备准备：** Set 6 用于关节突关节、神经根及骶髂关节注射。 **穿刺针：** 1.5～2.0 英寸，23 G 或 25 G。 **注射器：** 3 ml 用于 CSI。 **药物：** 2 mg 地塞米松（0.5 ml）和 1% 利多卡因（1.5 ml）用于标准 CSI。
注射技术	以短轴切面显示关节突关节，采用平面内技术从后侧进针。进针角度取决于体型，一般为 30°～45° 角（图 9.1.1.F～H）。进针至关节上，针尖斜面朝下，确认无血流后可注射药物。注射药物时，可能无法观察到药物流入关节内部，但如给药部位尽可能接近关节突关节，药物活性成分仍可发挥治疗效果。

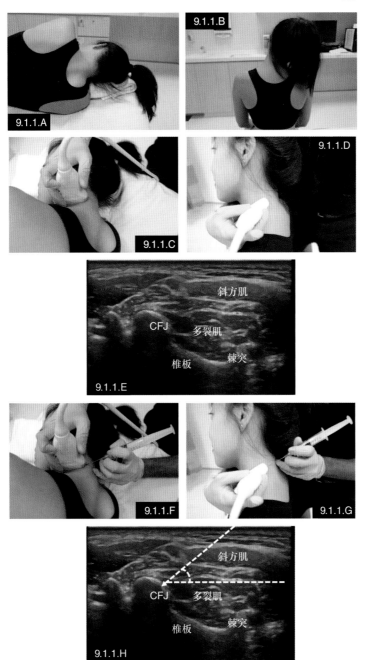

CFJ，颈椎关节突关节

图 9.1.1 颈椎关节突关节注射

患者取侧卧位，颈部向对侧弯曲，探头在短轴切面下，从颈后侧进行注射。在短轴切面下可见关节突关节，采用平面内技术自颈后侧入路进针。操作时应尤其注意避免损伤周围的神经血管结构。

神经

在超声下可显示颈神经根（cervical nerve roots，CNR），在超声引导下进行的注射具有高度可靠性和安全性。

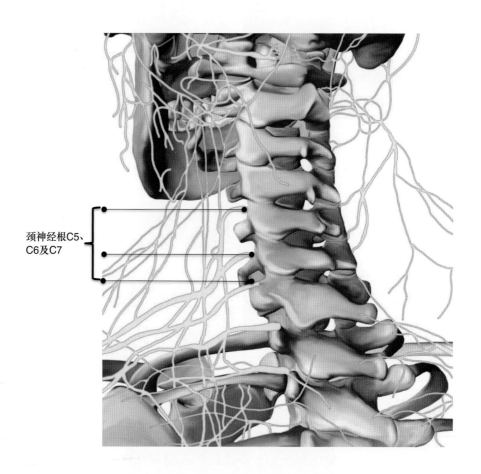

颈神经根C5、
C6及C7

9.1.2　颈神经根（神经根周围）

患者体位	对于颈神经根（CNR），患者可取侧卧位，颈部稍屈向对侧（图 9.1.2.A）。这一体位可以充分暴露治疗部位，特别适用于颈部较短的患者。患者也可采用坐姿，颈部处于中立位或轻微伸展位（图 9.1.2.B）。
确认解剖结构	将探头放置于颈侧，以短轴切面扫查（图 9.1.2.C、D），可通过仅有一个横突后结节的特征识别 C7 颈椎，向前移动探头可见颈神经根走行（图 9.1.2.E）。类似地，上方的 C6 颈神经根可在 C6 平面识别，此处可见横突前、后结节，神经根位于横突前、后结节之间（图 9.1.2.F）。在 C6 以上的颈椎均有横突前、后结节，颈神经根位于两结节之间。在 C7 水平以上，利用血流多普勒识别椎动脉位置很关键，有助于避免在治疗过程中损伤血管。
注射操作	CSI 用于神经根性疼痛（无需利多卡因）。
建议使用的探头	线阵探头，8 ~ 12 mHz。
建议采用的设备	**设备准备**：Set 6 用于关节突关节、神经根及骶髂关节注射。 **穿刺针**：1.5 ~ 2.0 英寸，23 G 或 25 G。 **注射器**：3 ml 用于 CSI。 **药物**：只需 2 mg 地塞米松（0.5 ml）。
注射技术	以短轴切面扫查 CNR，采用平面内技术从后侧进针（图 9.1.2.G、H）。进针角度取决于体型，一般为 50° ~ 60°（图 9.1.2.I、J）。穿刺针斜面向下，进针至神经上方、稍偏后侧。在注射前，应用血流多普勒确认针尖远离椎动脉。如针尖附近无血流，可安全地注射药物。

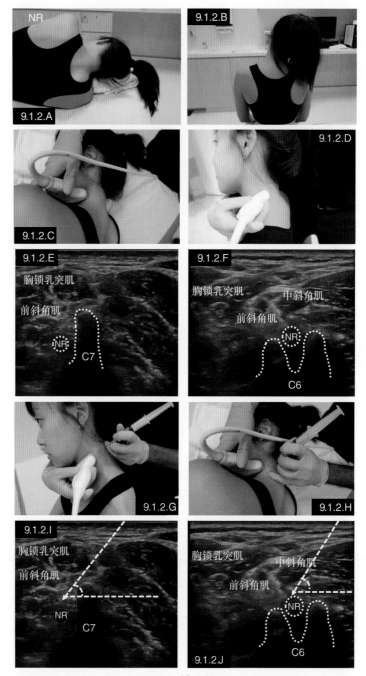

NR，神经根

图 9.1.2　颈神经根注射

患者取侧卧位，颈部向对侧弯曲，采用短轴切面，从颈部上方进行注射。采用平面内进针技术，以颈后入路将穿刺针进针至颈神经根附近，注意避免损伤周围的血管结构。

9.2 腰椎和骶椎

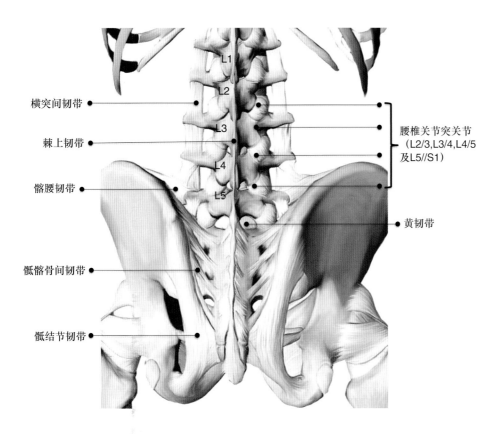

横突间韧带

棘上韧带

髂腰韧带

骶髂骨间韧带

骶结节韧带

L1
L2
L3
L4
L5

腰椎关节突关节
（L2/3,L3/4,L4/5
及L5//S1)

黄韧带

关节注射

　　腰椎关节突关节（lumbar facet joints，LFJ）和骶髂关节（SIJ）可采用超声引导下注射。超声提供的实时图像可帮助我们进行快速调整，即便是高龄或体型较大的患者中，亦可优化图像实现可视化。

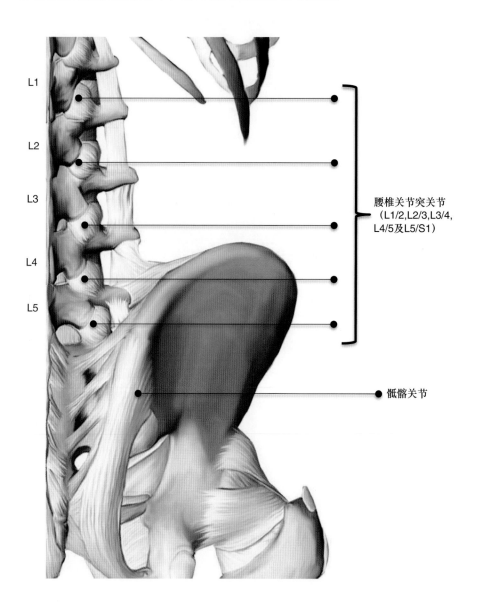

L1

L2

L3

L4

L5

腰椎关节突关节
（L1/2,L2/3,L3/4,
L4/5及L5/S1）

骶髂关节

9.2.1　腰椎关节突关节

患者体位	对于腰椎关节突关节（lumbar facet joints，LFJ），患者取俯卧位，通过降低治疗床尾侧使患者腿部和上半身呈略弯曲的角度（图 9.2.1.A，B）。充分暴露从中段胸椎到臀沟的下背部区域。
确认解剖结构	以短轴切面将探头放置于下背部，可见骶椎的棘突小，而相比之下腰椎的棘突更长，可以此区别两者。确定腰椎区域和棘突后，在短轴切面下，向外侧移动探头。当上一椎体椎板和下一椎体椎弓根之间出现皮质连续性中断，即为关节突关节（图 9.2.1.C，D）。
注射操作	CSI 用于腰椎关节突关节疼痛。
建议使用的探头	凸阵探头，2 ～ 5 mHz。
建议采用的设备	**设备准备**：Set 6 用于关节突关节、神经根及骶髂关节注射。 **穿刺针**：2.0 ～ 2.5 英寸，21 G 或 23 G。 **注射器**：3 ml 用于 CSI。 **药物**：2 mg 地塞米松（0.5 ml）和 1% 利多卡因（1.5 ml）用于标准 CSI。
注射技术	以短轴切面扫查腰椎关节突关节，采用平面内技术自外侧进针。进针角度取决于体型，一般约为 60°（图 9.2.1.E，F）。穿刺针尖斜面向下，引导针尖置于关节上方，确认无血流信号后即可进行注射。

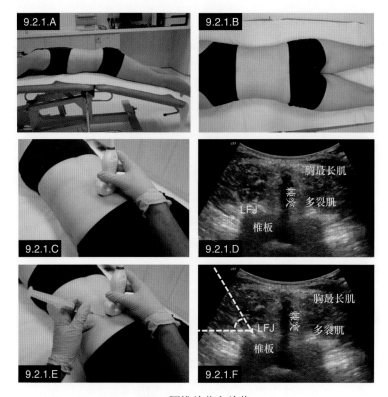

LFJ，腰椎关节突关节

图 9.2.1　腰椎关节突关节注射

俯卧位下，采用髋部屈曲的体位可以使腰骶椎更加靠近体表。探头以短轴切面扫查 LFJ，采用平面内进针技术，自外侧进针，进行注射治疗。

9.2.2　骶髂关节

患者体位	对于骶髂关节（sacro-iliac joints，SIJ），患者取俯卧位，降低治疗床尾侧使患者腿部和上半身呈略弯曲的角度（图 9.2.2.A，B）。充分暴露从中段胸椎到臀沟的下背部区域。
确认解剖结构	以短轴切面将探头放置于下背部，可见骶椎的棘突小，而相比之下腰椎的棘突更长。将探头放置在骶骨上，以短轴切面向外侧横向移动探头，当图像中出现髂骨后，两者之间交界处即为骶髂关节（图 9.2.2.C，D）。
注射操作	CSI 用于疼痛、退行性疾病及滑膜炎。PRP 注射用于骶髂关节疼痛和稳定性问题。
建议使用的探头	凸阵探头，2 ~ 5 mHz。
建议采用的设备	**设备准备：** Set 6 用于关节突关节、神经根及骶髂关节注射。Set 4 用于 PRP 注射。 **穿刺针：** 2.0 ~ 2.5 英寸，21 G 或 23 G。 **注射器：** 3 ml 用于 CSI。 **药物：** 2 mg 地塞米松（0.5 ml）和 1% 利多卡因（1.5 ml）用于标准 CSI。 标准或所在机构采用的 PRP 制剂。
注射技术	以短轴切面扫查骶髂关节，采用平面内技术在骶骨上方，自内侧进针（图 9.2.2.E，F）。进针角度取决于体型，一般为 45° ~ 50° 左右。穿刺针斜面朝下，当针尖置于关节内，确认无血流信号后，即可注射药物。

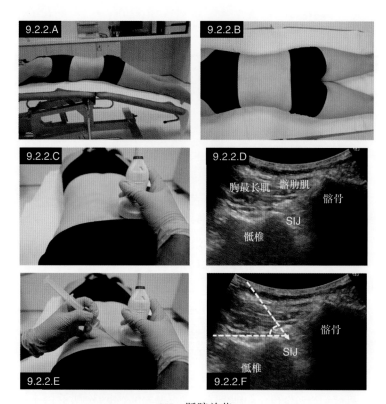

SIJ，骶髂关节

图 9.2.2　骶髂关节注射

患者取俯卧位，髋部屈曲以使腰骶椎更加靠近体表。以短轴切面扫查骶髂关节，采用平面内进针技术，从内侧进针至韧带下方，进入关节内。

神经

可以在超声引导下进行腰神经（lumbar nerves，LN）和骶神经（sacral nerves，SN）的神经根周围注射。将类固醇注射在神经周围，药物即可扩散至炎症区域。

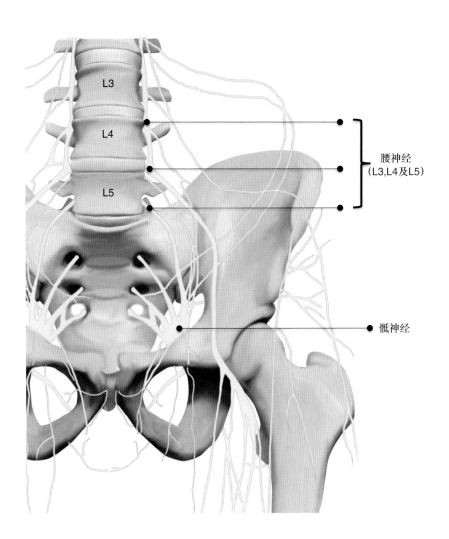

腰神经
（L3,L4及L5）

骶神经

9.2.3　腰神经

患者体位	对于腰神经（lumbar nerves，LN）神经根周注射，患者取俯卧位，通过降低治疗床尾侧使患者腿部和上半身呈略弯曲的角度（图 9.2.3.A，B）。充分暴露从胸椎中段到臀沟的下背部区域。
确认解剖结构	以短轴切面将探头放置于下背部，可见骶椎的棘突小，而相比之下腰椎的棘突更长。确认位置后，将探头旋转 90° 置于腰椎棘突上，使棘突在长轴切面下尽可能成一直线。再将探头向外侧移动，直至图像中出现横突（transverse processes，TP）短轴切面图像（图 9.2.3.C，D）。腰神经的出行根位于 TP 之间的横突间韧带（intertransverse ligament，ITL）下方。
注射操作	CSI 用于神经根性疼痛（无需利多卡因）。
建议使用的探头	凸阵探头，2 ～ 5 mHz。
建议采用的设备	**设备准备**：Set 6 用于关节突关节、神经根及骶髂关节注射。 **穿刺针**：2.0 ～ 2.5 英寸，21 G 或 23 G。 **注射器**：3 ml 用于 CSI。 **药物**：单用 2 mg 地塞米松（0.5 ml）。
注射技术	在短轴切面下显示 TP，采用平面内技术从头侧向尾侧进针。进针角度取决于体型，一般为 60° ～ 70° 角左右。穿刺针斜面朝下，针尖需通过 ITL 到达 TP 平面下方（图 9.2.3.E，F）。确认无血流信号后，即可注射药物溶液。治疗过程中的难点是保持穿刺针尖在平面内可见，特别是在深部注射时难度较大。

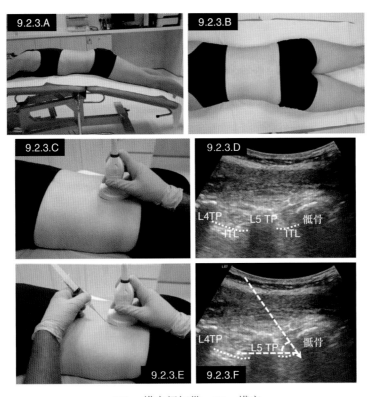

ITL，横突间韧带；TP，横突

图 9.2.3　腰神经根注射

患者取俯卧位，臀部弯曲可使腰骶椎更加靠近体表。探头在长轴切面放置于腰椎上，横突显示为短轴图像。采用平面内技术进针，从头侧进针至横突间韧带下方，到达腰神经出行根附近。

9.2.4　骶神经

患者体位	对于骶神经（sacral nerves，SN），患者取俯卧位，通过降低治疗床尾侧使患者腿部和上半身呈略弯曲的角度（图9.2.4.A，B）。充分暴露从胸椎中段到臀沟的下背部区域。
确认解剖结构	以短轴切面将探头放置于下背部，可见骶椎的棘突小，而相比之下腰椎的棘突更长。将探头放置在骶骨上，向远端和外侧移动，可见骶骨皮质出现凹陷且反射声影增强，此处即为骶后孔（图9.2.4.C，D）。
注射操作	CSI用于神经根性疼痛（无需利多卡因）。
建议使用的探头	凸阵探头，2～5 mHz。
建议采用的设备	**设备准备**：Set 6用于关节突关节、神经根及骶髂关节注射。 **穿刺针**：2.0～2.5英寸，21 G或23 G。 **注射器**：3 ml注射器，H&L注射。 **药物**：单用2 mg地塞米松（0.5 ml）。
注射技术	在短轴切面下显示骶髂关节，可在骶椎上方，采用平面内技术从内侧进针。进针角度取决于体型，一般为50°～60°角左右（图9.2.4.E，F）。穿刺针斜面朝下，进针至骶后孔上方，确认无血流信号后，即可注射药物溶液，可观察到药液流入骶后孔。也可使用平面外技术，将探头放置在骶髂关节上方，自探头长边侧垂直皮肤进针（图9.2.4.G，H）。当针尖出现在骶后孔内，回抽确认未见血液，可进行注射。

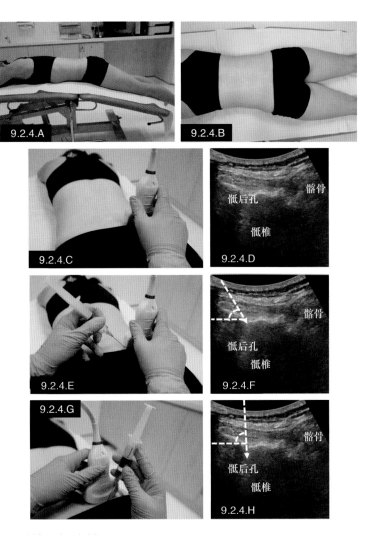

图 9.2.4　骶神经根注射

患者取俯卧位，臀部屈曲可使腰骶椎更加靠近体表。探头以短轴切面放置于骶椎上，骶后孔显示为短轴图像。采用平面外技术进针至骶后孔，骶神经出行根周围。

（姜妤　译　陶涛　校）

第10章 下 肢

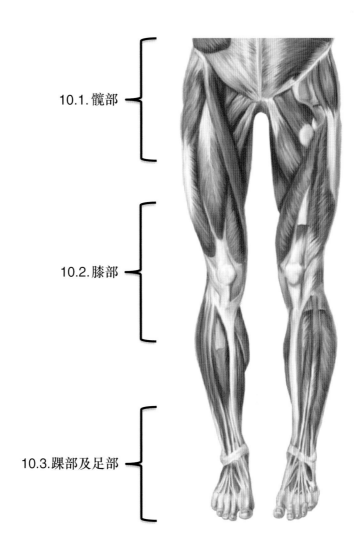

10.1. 髋部

10.2. 膝部

10.3. 踝部及足部

10.1　髋　部

　　髋部区域的有效扫查和注射具有挑战性。其关键点在于正确识别解剖结构、协助患者安置合适的体位，使目标结果尽量靠近体表，同时也需调整技术使其适合不同的临床医生。在此基础上，髋部的各个区域都可以得到有效的治疗。

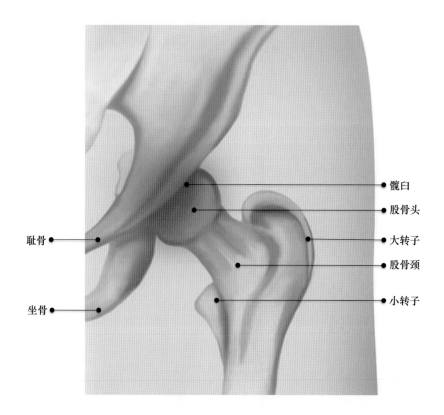

耻骨

坐骨

髋臼

股骨头

大转子

股骨颈

小转子

关节注射

在髋部区域内，常需要进行注射治疗的关节包括髋关节（hip joint，HJ）本身和耻骨联合（pubic symphysis，PS）。髋关节由于其位置更深，其治疗往往具有挑战性，但处于较浅位置的耻骨联合在治疗过程中的疼痛往往更严重。

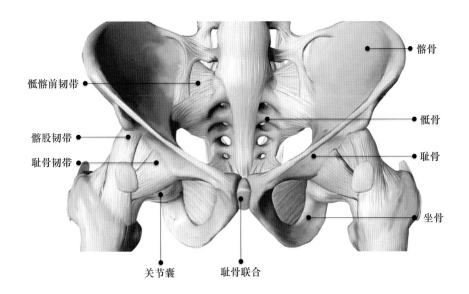

髂骨

骶髂前韧带

髂股韧带

耻骨韧带

骶骨

耻骨

坐骨

关节囊　　耻骨联合

10.1.1　髋关节前部

患者体位	对于髋关节前部（anterior hip joint，AHJ），患者采用仰卧位，如可能，可降低床尾进一步打开髋关节（图 10.1.1.A）。此方法尤其适用于广泛性的退行性变患者。
确认解剖结构	在上述体位下，超声探头置于髋关节长轴切面，并向腿部稍微倾斜。在该切面中，可见股骨颈、股骨头和髋臼（图 10.1.1.B，C），同时可观察到关节盂唇。在髋关节退行性变中，可观察到关节积液、关节骨性结构边缘呈不规则性改变或盂唇囊肿。
注射操作	CSI 用于疼痛症状及滑膜炎。 PRP 或 HA 注射用于退行性疾病。
建议使用的探头	凸阵探头，3 ～ 5 mHz。
建议采用的设备	**设备准备**：Set 1 用于 CSI 或 HA 注射。Set 4 用于 PRP 治疗。 **穿刺针**：2.5 英寸，21 G 或 23 G。 **注射器**：3 ml 用于 CSI。 **药物**：40 mg 曲安奈德（1 ml）和 1% 利多卡因（2 ml）标准或所在机构采用的 HA 或 PRP 制剂。
注射技术	以股骨颈为目标，在长轴切面下，采用平面内技术从远端以 50° ～ 60° 角进针。针尖斜面朝下，突破关节囊后将针尖保持在股骨颈上方，注入少量药液以打开关节腔。此时，如需要可以调整针的位置，注射剩余药液后应可见其在股骨头周围近端扩散（图 10.1.1.D，E）。注意避免损伤腹股沟中的血管和神经。

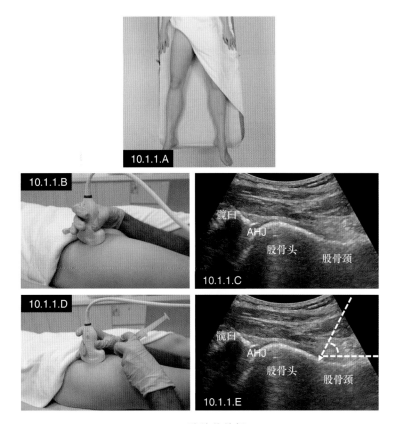

AHJ，髋关节前部

图 10.1.1　髋关节前部注射

患者取仰卧位，可通过降低床位进一步打开 AHJ。探头在长轴切面下，采取平面内技术从远端进针，直至在远端关节囊位置观察到针尖。

10.1.2　耻骨联合

患者体位	对于耻骨联合（pubic symphysis，PS），患者取仰卧位，暴露腹部和耻骨上区域（图 10.1.2.A）。
确认解剖结构	将探头置于耻骨上支，以长轴切面沿耻骨上支移动直至显露耻骨联合，将探头定位于耻骨联合的关节上方（图 10.1.2.B，C）。通过任一侧的耻骨支很容易找到微动关节。通常对于耻骨联合，无需扫查短轴切面。
注射操作	CSI 用于滑膜炎、疼痛症状或退行疾病。 PRP 用于疼痛症状或退行性疾病。
建议使用的探头	曲棍球棒探头，8 ～ 18 mHz。
建议采用的设备	**设备准备**：Set 1 用于 CSI。Set 4 用于 PRP 治疗。 **穿刺针**：1.5 ～ 2.0 英寸，23 G 或 25 G。 **注射器**：3 ml 用于 CSI。 **药物**：40 mg 曲安奈德（1 ml）和 1% 利多卡因（1 ml）标准或所在机构采用的 PRP 制剂。
注射技术	探头取耻骨联合长轴切面，采用平面外技术从探头长边侧的中点进针（图 10.1.2.C ～ E）。针尖斜面朝下，注射药液前，应可在超声下观察到针尖位于关节内。应在超声下观察到药液流入关节内，此时可能观察到关节隆起和患者感觉到局部的压迫感，此感觉随着局麻药起效应有缓解。

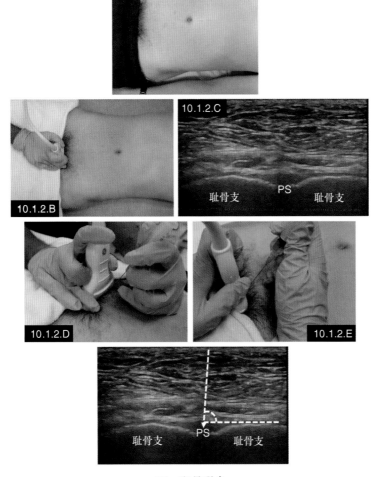

PS，耻骨联合

图 10.1.2 耻骨联合注射

患者取仰卧位，在长轴切面下显示耻骨联合关节。采用平面外技术，穿刺针垂直于皮肤进针。超声下应在关节内见到针尖。

肌腱注射

通常进行注射治疗的髋周表浅的肌腱包括臀中肌（肌腱）（gluteus medius，GMT）、髂腰肌（肌腱）（iliopsoas，ILT）、腘绳肌起点（hamstring origin，HSO）和内收肌腱（adductor tendons，AdT）。

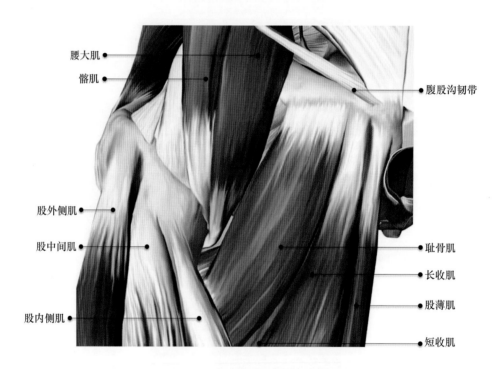

腰大肌

髂肌

腹股沟韧带

股外侧肌

股中间肌

耻骨肌

长收肌

股薄肌

股内侧肌

短收肌

10.1.3 臀中肌腱

患者体位	对于臀中肌腱（gluteus medius tendon，GMT），患者取侧卧位，无症状侧肢体在下，躺于治疗床上，有症状一侧髋关节在上，并暴露（图 10.1.3.A）。
确认解剖结构	探头沿下肢长轴纵向放置，采用长轴切面，可见 GMT 插入大转子的关节面中部。上方覆盖阔筋膜张肌（tensor fascia lata，TFL）（图 10.1.3.B，C），向下移行为髂胫束。也可将探头旋转 90°，在短轴切面下观察（图 10.1.3.D，E）。
注射操作	CSI 用于肌腱疾病和疼痛。 PRP 注射用十肌腱伴有内部撕裂的退行性疾病。
建议使用的探头	线阵探头，6 ~ 15 mHz。 凸阵探头，2 ~ 5 mHz。
建议采用的设备	**设备准备**：Set 1 用于 CSI。Set 4 用于 PRP 注射。 **穿刺针**：1.5 ~ 2.0 英寸，23 G 或 25 G。 **注射器**：5 ml 用于 CSI。 **药物**：20 mg 曲安奈德（0.5 ml）和 1% 利多卡因（5 ml）。标准或所在机构采用的 PRP 制剂。
注射技术	以长轴切面扫查 GMT，采用平面内技术从近端约 45° 角进针（图 10.1.3.F，G）。也可将探头旋转 90° 角以短轴切面扫查图像，同样采用平面内技术，尽量以水平方向进针（图 10.1.3.H，I）。如进行 CSI，针头应位于臀中肌腱和阔筋膜张肌之间，避免直接将药液注射至肌腱组织中。而在进行 PRP 注射治疗时，则应将针尖刺入肌腱内部，可使用开窗技术进行药液注射。

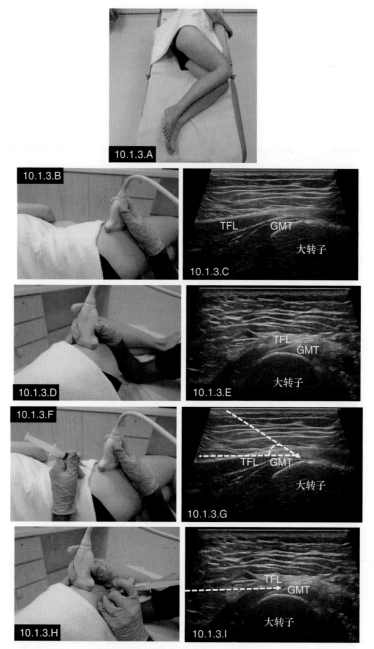

GMT，臀中肌腱；TFL，阔筋膜张肌

图 10.1.3 臀中肌腱注射

患者取侧卧位，在长轴切面下可见 GMT 附着在大转子上，TFL 覆盖在 GMT 上方。可使用平面内技术在短轴切面进行注射，进针时应尽量水平地从探头一侧刺入。在 CSI 治疗中，针尖应靠近肌腱旁，而在 PRP 治疗中，针尖应刺入肌腱内部。

10.1.4 髂腰肌腱

患者体位	对于髂腰肌腱（iliopsoas tendon，ILT），患者取仰卧位，通过降低床尾使髋部稍微伸展（图 10.1.4.A），以暴露髂腰肌腱，并使其更加靠近体表。
确认解剖结构	探头置于髋关节上，在长轴切面下向内侧移动探头，通过其逐渐移行附着于股骨小转子而识别髂腰肌腱，此处可以观察到邻近的血管束。确定髂腰肌腱后，向近端追踪，随后将探头旋转 90°，在短轴切面下显示髂腰肌腱（图 10.1.4.B，C）。
注射操作	CSI 用于肌腱疾病和疼痛。 PRP 注射用于伴有内部撕裂的肌腱退行性疾病。
建议使用的探头	线阵探头，6 ～ 15 mHz。
建议采用的设备	**设备准备**：Set 1 用于 CSI。Set 4 用于 PRP 注射。 **穿刺针**：1.5 ～ 2.0 英寸，23 G 或 25 G。 **注射器**：3 ml 用于 CSI。 **药物**：20 mg 曲安奈德（0.5 ml）和 1% 利多卡因（2 ml）标准或所在机构采用的 PRP 制剂。
注射技术	在短轴切面下显示髂腰肌腱，采用平面内技术从外侧以约 45° 角进针（图 10.1.4.D，E）。针尖斜面朝下，向肌腱方向进针，接触肌腱后可以注射少量药液。组织平面分离后，如需要，可以在此空间中重新定位针尖，并注射剩余的药物。也可以采用平面外技术，在探头长边侧垂直于皮肤进针（图 10.1.4.F，G）。 如进行 PRP 注射，应将针尖刺入肌腱内部后，采用开窗技术将药物注入损伤位置。

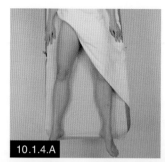

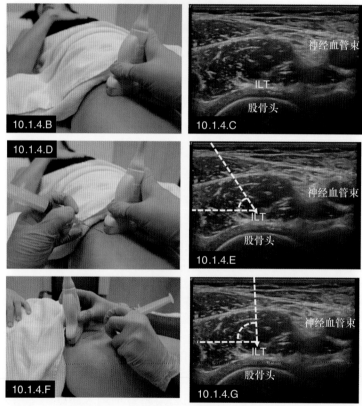

ILT，髂腰肌腱

图 10.1.4　髂腰肌腱注射

患者取仰卧位，可通过降低床尾来进一步打开髋部。在短轴切面下，使用平面内技术从外侧进针，也可使用平面外方法进行注射。在 CSI 中，针尖应靠近肌腱旁，而在 PRP 治疗中，针尖应刺入肌腱内部。

10.1.5 内收肌腱

患者体位	对于内收肌腱（adductor tendons，AdT），患者取仰卧位，髋关节外展并稍外旋（图 10.1.5.A）。膝下垫一枕头或毛巾卷。该体位可以暴露内收肌及腹股沟区域。如需要可以降低治疗床尾端，使肌腱处于更表浅的位置。
确认解剖结构	探头以长轴切面放置在内收肌上，向上移动至腹股沟处，可见联合腱附着于耻骨结节（pubic tubercle，PT）上。此处也可见三个收肌（长收肌、短收肌和大收肌）（图 10.1.5.B，C）。
注射操作	CSI 用于肌腱疾病和疼痛。 PRP 注射用于治疗伴有内部撕裂的肌腱退行性疾病。
建议使用的探头	线阵探头，6～15 mHz。
建议采用的设备	**设备准备**：Set 1 用于 CSI。Set 4 用于 PRP 注射。 **穿刺针**：1.5～2.0 英寸，23 G 或 25 G。 **注射器**：3 ml 用于 CSI。 **药物**：20 mg 曲安奈德（0.5 ml）和 1% 利多卡因（2 ml）。标准或所在机构采用的 PRP 制剂。
注射技术	以长轴切面扫查内收肌腱，采用平面内技术，从远端以约 30° 角进针，具体角度取决于患者体型。针尖斜面朝下，接触到肌腱就可以注射少量药液，组织平面分离后，如需要可以在此空间中重新定位针尖，并注射剩余的药物（图 10.1.5.D，E）。如进行 PRP 注射，应将针尖刺入肌腱内部后，采用开窗技术将药物注入。

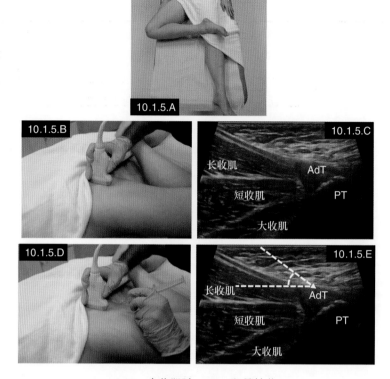

AdT，内收肌腱；PT，耻骨结节

图 10.1.5　内收肌腱注射

患者取仰卧位，髋关节外展外旋，帮助暴露肌腱。在长轴切面下，采用平面内技术从远端进行穿刺注射。在 CSI 中，针尖应位于肌腱上方，而在 PRP 注射中，针尖应刺入肌腱组织。

10.1.6 腘绳肌起点

患者体位	对于腘绳肌起点（hamstring origin，HSO），患者取俯卧位或侧卧位。采用俯卧位时，可降低检查床末端使髋关节屈曲（图 10.1.6.A）。如取侧卧位，可屈髋屈膝（图 10.1.6.B），以使 HSO 处于更表浅的位置。
确认解剖结构	探头置于坐骨结节长轴切面上，可见 HSO 附着其上（图 10.1.6.C，D）。在长轴切面下，向远端追踪其走行，可见肌腹-肌腱连接处（图 10.1.6.E）。在肌腱附着点处将探头旋转 90°（图 10.1.6.F，G），在短轴切面下扫查肌腱（图 10.1.6.H）。
注射操作	CSI 用于肌腱疾病和滑囊炎。 PRP 注射用于治疗伴有内部撕裂的肌腱退行性疾病。
建议使用的探头	线阵探头，3 ～ 12 mHz。
建议采用的设备	**设备准备**：Set 1 用于 CSI。Set 4 用于 PRP 注射。 **穿刺针**：2 ～ 2.5 英寸，21 G 或 23 G。 **注射器**：3 ml 用于 CSI。 **药物**：20 mg 曲安奈德（0.5 ml）和 1% 利多卡因（2.5 ml）。 标准或所在机构采用的 PRP 制剂。
注射技术	在短轴切面下定位腘绳肌起点，针尖斜面朝下，采用平面内技术尽可能平行地进针至位于臀大肌下方的肌腱上（图 10.1.6.I ～ K）。可在此处注射少量药液，以分离平面打开空间。此时，如需要可以重新定位针尖，并将剩余的药物注射至肌腱周围。也可在长轴切面下进行注射，切面的选择取决于个人习惯，但由于臀肌的厚度，长轴切面下注射可能更具挑战性（图 10.1.6.L ～ N）。 如进行 PRP 注射，应将针尖刺入肌腱内部，可采用平面外技术确认针尖位置。可采用开窗技术将药物注入肌腱。

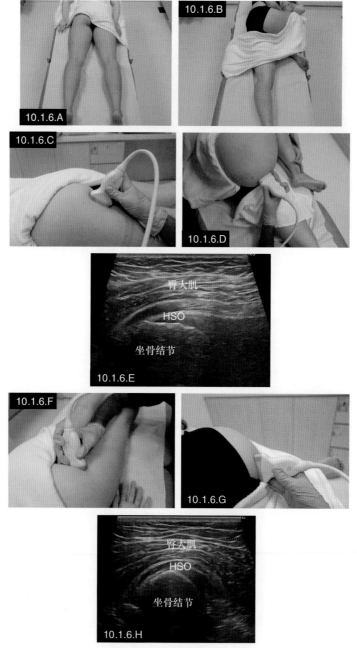

HSO，腘绳肌起点

图 10.1.6　腘绳肌起点注射

患者取俯卧位或侧卧位，可通过屈曲髋部使腘绳肌起点更靠近体表。可在长轴切面或短轴切面下，采用平面内技术进行注射。在 CSI 时，针尖应位于肌腱上方，而在 PRP 注射中，针尖应刺入肌腱内部。

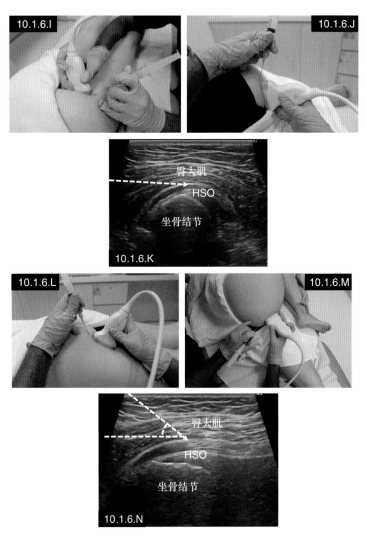

HSO，腘绳肌起点

图 10.1.6 （续）

患者取俯卧位或侧卧位，可通过屈曲髋部使腘绳肌起点更靠近体表。可在长轴切面或短轴切面下，采用平面内技术进行注射。在 CSI 时，针尖应位于肌腱上方，而在 PRP 注射中，针尖应刺入肌腱内部。

滑囊注射

　　转子滑囊（trochanteric bursa，TB）位于髋部外侧，在阔筋膜张肌（tensor fascia lata，TFL）和臀中肌腱之间，是轻微创伤后髋部疼痛的常见来源，可以在超声引导下进行注射治疗。

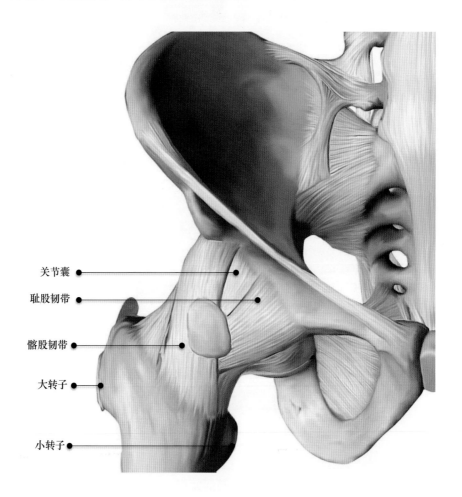

关节囊

耻股韧带

髂股韧带

大转子

小转子

10.1.7　转子滑囊

患者体位	对于转子滑囊（trochanteric bursa，TB），患者取侧卧位，有症状的髋部朝上并暴露（图 10.1.7.A）。如果对侧髋关节无症状，可直接躺在治疗床上，如有症状，应在下方加一缓冲垫。
确认解剖结构	探头沿下肢长轴方向放置，采用长轴切面，可在阔筋膜张肌（tensor fascia lata，TFL）和臀中肌腱（gluteus medius tendon，GMT）之间看见 TB（图 10.1.7.B，C）。然后将探头旋转 90°，在短轴切面下扫查滑囊（图 10.1.7.D，E）。
注射操作	CSI 用于肌腱疾病和滑囊炎。
建议使用的探头	线阵探头，6 ～ 15 mHz。 凸阵探头，2 ～ 5 mHz。
建议采用的设备	**设备准备**：Set 1 用于 CSI。 **穿刺针**：1.5 ～ 2 英寸，23 G 或 25 G。 **注射器**：5 ml 用于 CSI。 **药物**：40 mg 曲安奈德（0.5 ml）和 1% 利多卡因（4 ml）
注射技术	在长轴切面下扫查滑囊，针尖斜面朝下，采用平面内技术以约 40° 角进针至针尖位于阔筋膜张肌和臀中肌腱之间（图 10.1.7.F，G）。如采用短轴切面，进针角度应尽可能沿水平方向进针，使得针体在平面内可见。同样针尖应穿刺至臀中肌腱和阔筋膜张肌之间（图 10.1.7.H，I）。在这两种情况下，可注射少量药液打开空间，此时可根据需要，重新定位针尖，需着重避免将药液注入滑囊下方的肌腱或上方的肌肉中。

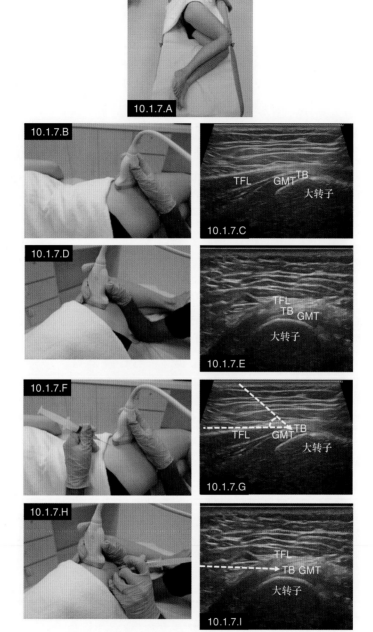

GMT，臀中肌腱；TB，转子滑囊；TFL，阔筋膜张肌

图 10.1.7　转子滑囊注射

患者取侧卧位，可在长轴切面下观察到转子滑囊位于臀中肌腱和阔筋膜张肌之间。在短轴切面下进行注射治疗时，应采用平面内技术使针尽可能水平方向刺入。最终应使针尖位于在臀中肌腱和阔筋膜张肌之间。

神经注射

股外侧皮神经（lateral femoral cutaneous nerve，LFCN）常在走行于腹股沟韧带下方处受到压迫，导致感觉异常性股痛（大腿前外侧疼痛、刺痛和麻木感）。该神经在超声下可以很容易的识别并引导注射治疗。

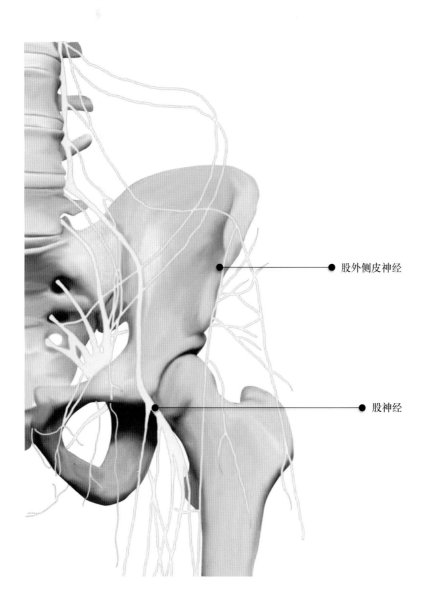

股外侧皮神经

股神经

10.1.8 股外侧皮神经

患者体位	对于股外侧皮神经（lateral femoral cutaneous nerve, LFCN），患者应取仰卧位，通过降低治疗床的尾端使髋部稍伸展（图 10.1.8.A）。在这一体位的基础上，嘱患者直腿抬高，可见股直肌（rectus femoris, RF）和缝匠肌（sartorius, SRT）之间的凹陷，此处即为 LCFN 的位置。
确认解剖结构	探头以短轴切面放置在股外侧皮神经的解剖位置上，可见其在通道内走行（图 10.1.8.B, C）。可向近端追踪神经至压迫多发的腹股沟韧带处。
注射操作	CSI 用于感觉异常性股痛。
建议使用的探头	线阵探头，6 ～ 15 mHz。 曲棍球棒探头，8 ～ 18 mHz。
建议采用的设备	**设备准备**：Set 1 用于 CSI。 **穿刺针**：1 ～ 1.5 英寸，25 G 或 27 G。 **注射器**：3 ml 用于 CSI。 **药物**：20 mg 曲安奈德（0.5 ml）和 1% 利多卡因（1 ml）。
注射技术	在短轴切面下扫查股外侧皮神经，针尖斜面朝下，采用平面内技术以 10° ～ 15° 角进针至针尖位于神经上方（图 10.1.8.D, E）。可注射少量药液以分离层面并打开空隙，一旦解剖结构更清晰可辨，将剩余药物注射在神经周围。注意不能直接在神经内注药。

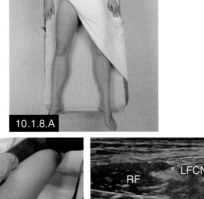

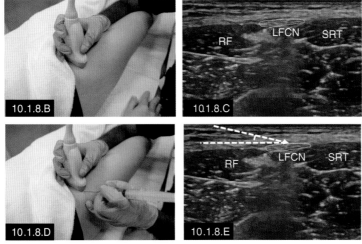

LFCN，股外侧皮神经；RF，股直肌；SRT，缝匠肌

图 10.1.8 股外侧皮神经注射

患者取仰卧位，可通过降低治疗床尾端进一步伸展髋部。探头在短轴切面下扫查股外侧皮神经，采用平面内技术从外侧进针，应在股外侧皮神经上方显示针尖。

肌肉

若坐骨神经走行经过梨状肌（piriformis muscle，PM）时受到压迫，可出现典型的神经根性疼痛。可通过进行梨状肌肌内注射进行治疗，但此方法并不常用。

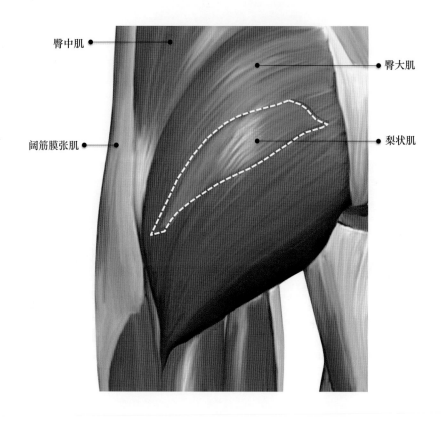

臀中肌

臀大肌

阔筋膜张肌

梨状肌

10.1.9 梨状肌

患者体位	对于梨状肌（piriformis muscle，PM），患者取俯卧位（图 10.1.9.A）。可降低治疗床的尾端使髋部稍微弯曲以伸展该区域，该体位可使梨状肌更加靠近体表。
确认解剖结构	探头以短轴切面放置在坐骨结节上，并向近端和外侧移动。随后采用长轴切面扫查梨状肌，可见梨状肌走向臀大肌（gluteus maximus，GMax）下方的股骨大转子（greater trochanter，GT）（图 10.1.9.B，C）。同时可见坐骨神经走行于梨状肌附近。
注射操作	CSI 用于疼痛症状。
建议使用的探头	线阵探头，6～15 mHz。 凸阵探头，2～5 mHz。
建议采用的设备	**设备准备**：Set 1 用于 CSI。 **穿刺针**：2～2.5 英寸，23 G 或 25 G。 **注射器**：5 ml 注射器用于 CSI。 **药物**：40 mg 曲安奈德（0.5 ml）和 1% 利多卡因（3 ml）。
注射技术	在长轴切面下扫查梨状肌，采用平面内技术以约 45°角进针（图 10.1.9.D，E）。具体角度应根据患者体型和肌肉体积进行调整。针尖斜面朝下，穿刺针刺入肌肉，回抽无血液即可使用开窗技术注射 CSI 药液。注射时应避开坐骨神经。

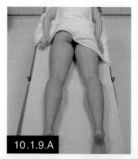

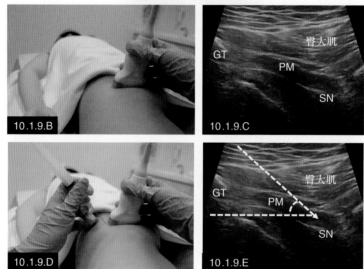

GT，股骨大转子；PM，梨状肌；SN，坐骨神经

图 10.1.9　梨状肌注射

患者取俯卧位，可屈曲髋部使梨状肌更接近体表。探头以长轴切面扫查梨状肌，采用平面内技术进针，进入梨状肌后可进行注射。

10.2 膝 部

膝关节周围有很多容易损伤的浅表结构，其中一些可以通过超声引导下注射方法治疗。膝关节注射的关键是稳定性、充分暴露和便于接近目标结构。俯卧位、仰卧位或侧卧位均可用于膝关节注射治疗，配合合适的支撑，更有助于保持稳定性。

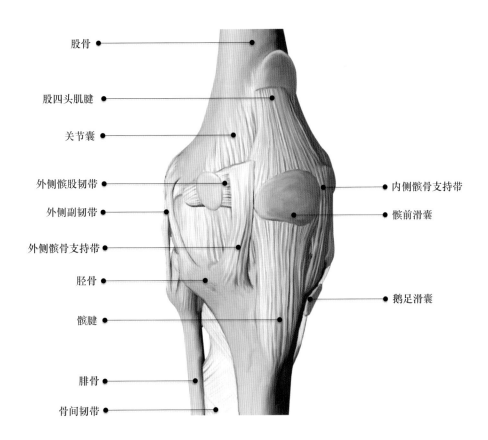

- 股骨
- 股四头肌腱
- 关节囊
- 外侧髌股韧带
- 外侧副韧带
- 外侧髌骨支持带
- 胫骨
- 髌腱
- 腓骨
- 骨间韧带
- 内侧髌骨支持带
- 髌前滑囊
- 鹅足滑囊

关节注射

常见的进行注射治疗的膝关节周围区域包括膝关节（knee joint，KJ）本身，近端胫腓骨关节（proximal tibio-fibular joint，PTJF）和后方的贝克囊肿（Baker's cyst，BC）。

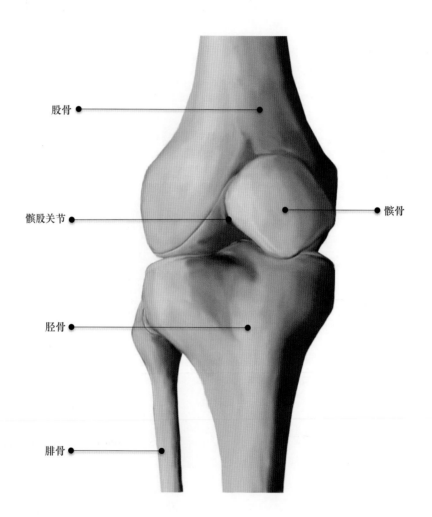

10.2.1 膝关节

患者体位	对于膝关节（knee joint，KJ），患者取仰卧位，膝盖屈曲约 45°。使用稳固的支撑可限制腿部移动，便于超声引导注射治疗（图 10.2.1.A，B）。
确认解剖结构	可通过髌上囊（suprapatellar bursa，SPB）或髌股关节（patello-femoral joint，PFJ）进入膝关节。采用髌上囊入路时，将探头置于股四头肌腱上方，在短轴切面下，可在其下方观察到髌上囊（图 10.2.1.C，D）。如采用髌股关节入路，可将探头放置在髌骨的内侧缘和股骨内侧髁（medial femoral condyle，MFC）之间，或髌骨外侧缘和股骨外侧髁（lateral femoral condylc，LFC）之间，可在两个骨性突起之间找到关节间隙（图 10.2.1.E，F）。
注射操作	CSI 用于疼痛及退行性疾病。 HA 或 PRP 注射用于退行性疾病。
建议使用的探头	线阵探头（SPB 入路），6 ～ 15 mHz。 曲棍球棒探头（PFJ 入路），8 ～ 18 mHz。
建议采用的设备	**设备准备**：Set 1 用于 CSI 或 HA 注射。Set 4 用于 PRP 注射。 **穿刺针**：2 ～ 2.5 英寸，21 G 或 23 G。 **注射器**：5 ml 用于 CSI。 **药物**：40 mg 曲安奈德（1 ml）和 1% 利多卡因（4 ml）。标准或所在机构采用的 HA 或 PRP 制剂。
注射技术	采用短轴切面扫查髌上囊，针斜面向下，采用平面内技术从外侧进针（图 10.2.1.G，H）。通常选择在探头下方数厘米处进针，以保持穿刺针进针方向平行。采用髌股关节入路时，探头采用短轴切面置于髌股关节上方，可采用平面内或平面外技术进针（图 10.2.1.K，J）。采用髌上囊入路时，穿刺针进入关节内后可能影响其显影，而采用髌股关节入路时，在关节内只能看到针尖。

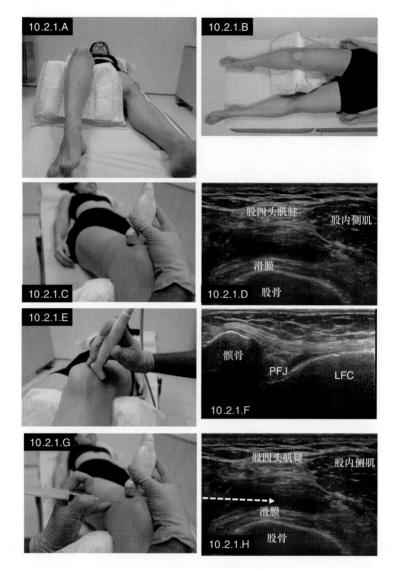

LFC，股骨外侧髁；PFJ，髌股关节

图 10.2.1　膝关节注射

患者取仰卧位，屈膝 45°。探头置于髌上囊或髌股关节上。在短轴切面下，髌上囊入路采用平面内技术，髌股关节入路采用平面外技术进行注射。在注药前，应确保在滑囊内或关节中看到针尖。

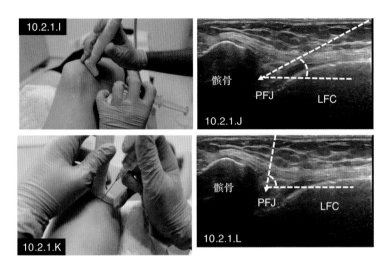

LFC，股骨外侧髁；PFJ，髌股关节

图 10.2.1 （续）

患者取仰卧位，屈膝 45°。探头置于髌上囊或髌股关节上。在短轴切面下，髌上囊入路采用平面内技术，髌股关节入路采用平面外技术进行注射。在注药前，应确保在滑囊内或关节中看到针尖。

10.2.2　近端胫腓关节

患者体位	对于近端胫腓关节（proximal tibio-fibular joint，PTFJ），患者取仰卧位，膝盖弯曲约 45°（图 10.2.2.A，B）。使用稳定的支撑可限制腿部移动，便于超声引导注射治疗。
确认解剖结构	在短轴切面下，沿胫骨向外侧可扫查并定位近端胫腓关节，腓骨也应在该切面内。两个骨性突起之间即为关节间隙（图 10.2.2.C，D）（译者注：原文误写为 10.2.1）。
注射操作	CSI 或 LA 用于疼痛及退行性疾病。 PRP 注射用于退行性改变。
建议使用的探头	线阵探头，6 ～ 15 mHz。 曲棍球棒探头，8 ～ 18 mHz。
建议采用的设备	**设备准备**：Set 1 用于 CSI。Set 4 用于 PRP 注射。 **穿刺针**：2 ～ 2.5 英寸，21 G 或 23 G。 **注射器**：3 ml 用于 CSI。 **药物**：20 mg 曲安奈德（0.5 ml）和 1% 利多卡因（1 ml）。标准或所在机构采用的 HA 或 PRP 制剂。
注射技术	在短轴切面下显示近端胫腓关节，采用平面外技术进针，穿刺针沿探头长边垂直于皮肤进针，针尖斜面朝下，直至在关节线内看见针尖图像（图 10.2.2.E，F）。也可采用平面内技术，从外侧进针（图 10.2.2.G，H）（译者注：原文误为 10.2.1）。如采用这种方法，应避免损伤腓总神经及其分支。不管采取以上哪种穿刺入路，当针尖进入关节内，应确保回抽无血，方可注射药液。

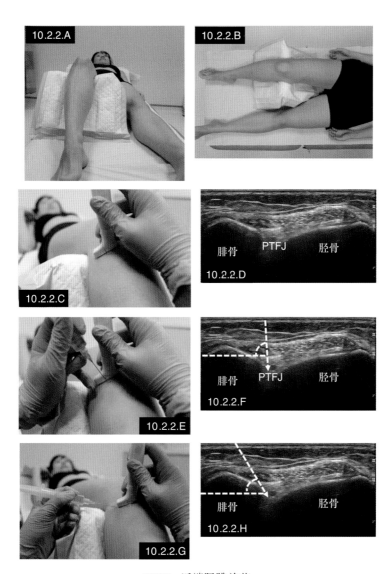

PTFJ，近端胫腓关节

图 10.2.2 近端胫腓关节的注射

患者取仰卧位，膝盖弯曲 45°。探头置于胫骨和腓骨的近端，在短轴切面下，采用平面内或平面外的方法进行注射。应注意避免损伤周围的神经血管结构。

10.2.3 贝克囊肿（腘窝囊肿）

患者体位	对于贝克囊肿（Baker's cyst，BC），患者取俯卧位，膝盖充分伸展使后关节线处于表浅位置（图 10.2.3.A）。在脚踝周围垫一毛巾卷可以帮助稳定小腿并限制移动。
确认解剖结构	可沿腓肠肌内侧头近端或半膜肌（semi-membranosus，SMT）/ 半腱肌（semi-tendinosus，STT）肌腱远端追踪确认贝克囊肿。腓肠肌内侧头和半腱肌 / 半膜肌在膝关节后内侧缘交叉处，可见 BC 为低回声区的肿物，蒂部始于关节内（图 10.2.3.B，C）。
注射操作	CSI 用于疼痛及退行性疾病。 HA 或 PRP 注射用于退行性改变。
建议使用的探头	线阵探头，6 ～ 15 mHz。 凸阵探头，2 ～ 5 mHz。
建议采用的设备	**设备准备**：Set 1 用于 CSI 或 HA 注射。Set 4 用于 PRP 注射。 **穿刺针**：1.5 ～ 2 英寸，23 G 或 25 G。 **注射器**：5 ml 用于 CSI。10 ml 用于引流。 **药物**：40 mg 曲安奈德（1 ml）和 1% 利多卡因（4 ml）。标准或所在机构采用的 HA 或 PRP 制剂。
注射技术	探头以短轴切面，采用平面内技术从膝关节内侧进针。针尖斜面朝下，以约 30° 角进针，具体角度需根据体型调整。进针至针尖出现在囊肿内部（图 10.2.3.D，E）。须确保神经血管束在超声下可见并避免损伤。回抽无血即可注入药剂。

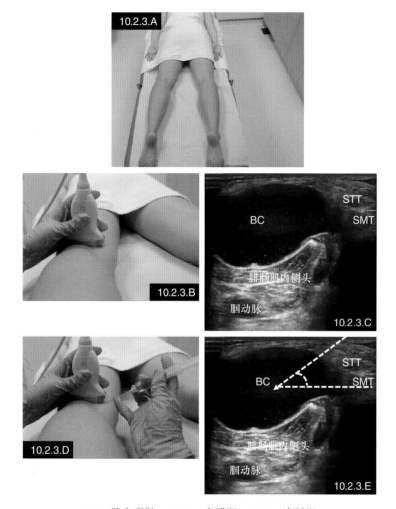

BC，贝克囊肿；SMT，半膜肌；STT，半腱肌

图 10.2.3 贝克囊肿的注射

患者取俯卧位，膝部充分伸展，探头呈短轴切面置于腘窝上方。采用平面内技术进针，应注意避开附近神经血管结构。

肌腱注射

　　膝关节周围有多条肌腱，常需要注射治疗的包括股四头肌腱（quadriceps tendon，QT）、髌腱（patella tendon，PT）、股二头肌腱（biceps femoris tendon，BFT）及腘肌腱（popliteus tendon，PopT）。一般不建议在负重韧带周围注射类固醇类药物，如 QT 和 PT，但具体情况需要根据患者的表现和临床需求进行具体的临床判断。

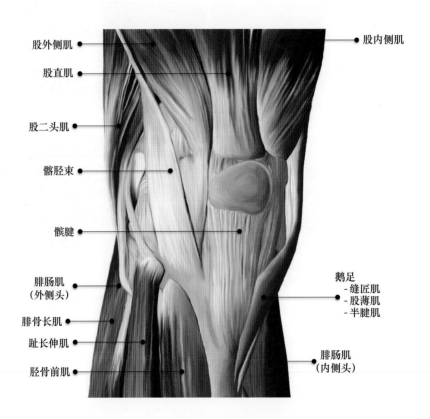

股外侧肌

股直肌

股二头肌

髂胫束

髌腱

腓肠肌
（外侧头）

腓骨长肌

趾长伸肌

胫骨前肌

股内侧肌

鹅足
- 缝匠肌
- 股薄肌
- 半腱肌

腓肠肌
（内侧头）

10.2.4 股四头肌腱

患者体位	对于股四头肌腱（quadriceps tendon，QT），患者取仰卧位，膝盖屈曲约 45°（图 10.2.4.A，B）。应用稳定的支撑使肌腱处于轻微张力下，同时限制运动，有利于注射。
确认解剖结构	探头以长轴切面扫查股四头肌腱，识别肌腱的纵向结构（图 10.2.4.C，D）。可以向近端追踪，观察其是否完整无损伤。将探头旋转 90°，在短轴切面下扫查该肌腱（图 10.2.4.E，F）。如果在这两个切面上发现关节积液，则可能会在其下方观察到明显的滑囊。
注射操作	PRP 注射用于伴有内部撕裂的退行性肌腱病变。
建议使用的探头	线阵探头，6 ～ 15 mHz。
建议采用的设备	**设备准备**：Set 4 用于 PRP 注射。 **穿刺针**：1.5 ～ 2 英寸，25 G 或 27 G。 标准或所在机构采用的 HA 或 PRP 制剂。
注射技术	在短轴切面扫查 QT，针尖斜面向下，采用平面内技术从外侧进针。尽量保持穿刺针平行于探头（图 10.2.4.G，H）。确认肌腱中的目标位置，应用开窗技术注入药液。也可将探头旋转至长轴切面，在平面外确认穿刺针在肌腱内的位置。也可在长轴切面下，采用平面内技术，以约 30° 角进针（图 10.2.4.I，J）。应用类似的开窗技术注射 PRP。

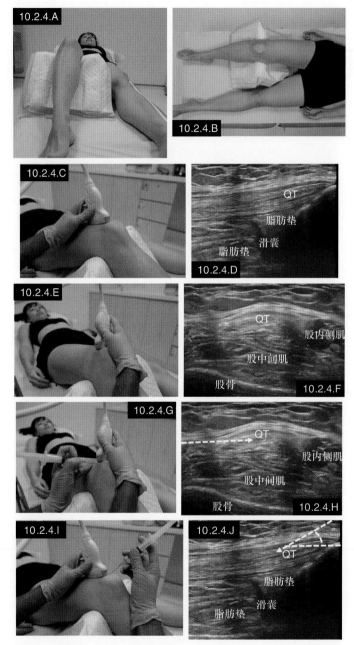

QT，股四头肌腱

图 10.2.4　股四头肌腱注射

患者取仰卧位，膝盖屈曲 45°。探头呈短轴切面或长轴切面置于在股四头肌腱上，采用平面内技术将穿刺针刺入肌腱内，进行注射。可以使用开窗技术进行 PRP 注射治疗。

10.2.5　髌腱

患者体位	对于髌腱（patella tendon，PT），患者取仰卧位，膝盖屈曲约45°（图10.2.5.A，B）。在治疗过程中应用稳固的支撑使肌腱处于轻微张力下，同时限制运动。
确认解剖结构	探头呈长轴切面扫查髌腱，识别肌腱的纵向结构，并扫查其近端（连接至髌骨的远端）到远端（与胫骨结节相连）附件结构的完整性。将探头垂直旋转，在短轴切面下观察髌腱（图10.2.5.C，D），同时可在肌腱下方观察到脂肪垫。
注射操作	HVI肌腱分离术用于肌腱病。 PRP注射用于伴内部撕裂的肌腱退行性病变。
建议使用的探头	线阵探头，6～15 mHz。
建议采用的设备	**设备准备**：Set 4用于PRP注射。 **注射器**：10 ml用于将肌腱从脂肪垫上剥离。 **药物**：1%利多卡因（5 ml）及生理盐水（15～20 ml）。 **穿刺针**：1.5～2英寸，25 G或27 G。 标准或所在机构采用的HA或PRP制剂。
注射技术	在短轴切面下扫查髌腱，采用平面内技术从外侧进针（图10.2.5.E）。如进行肌腱分离，尽量保持穿刺针平行于探头方向进针，目标区域为肌腱后缘。针尖斜面朝上，成一角度进针，当针尖到达髌腱和脂肪垫交界处时（图10.2.5.F），在此处注射局麻药和生理盐水以分离以上两个层面，必要时可重新定位针的位置。在髌腱的PRP注射治疗中，进针点可稍高，穿刺针平行于探头，直接将针刺入肌腱内部（图10.2.5.G）。针尖到位后，采用开窗法进行PRP注射。也可将探头旋转至长轴切面，从平面外确认和观察针尖在肌腱内部纵向结构中的深度。

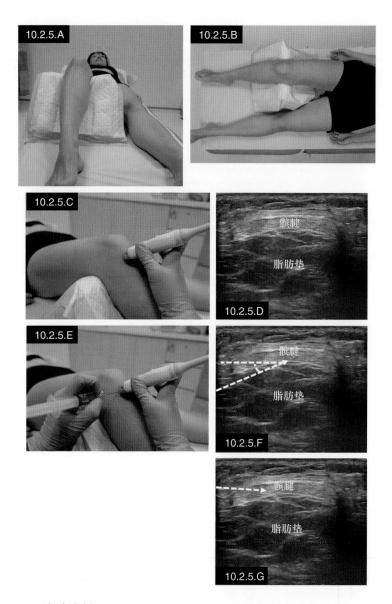

图 10.2.5　髌腱注射

患者取仰卧位，膝盖屈曲 45°。探头呈短轴切面置于髌腱上，采用平面内技术进针。进行 HVI 治疗时，将针尖置于肌腱下。行 PRP 注射时，使针尖进入肌腱内部，使用开窗技术进行注射。

10.2.6　股二头肌腱

患者体位	对于股二头肌腱（biceps femoris tendon，BFT），患者取俯卧位，膝盖完全伸展使后关节线处于浅表位置（图 10.2.6.A）。在踝部垫毛巾卷可以帮助稳定小腿并限制活动。
确认解剖结构	探头以短轴切面自远端扫查股二头肌腱，可观察到肌肉过渡到肌腱图像。确认肌腱后，可以在长轴切面（图 10.2.6.B，C）和短轴切面（图 10.2.6.D，E）下评估肌腱是否有明显病变。
注射操作	CSI 用于肌腱病变及疼痛症状。 PRP 注射用于伴内部撕裂的肌腱退行性病变。
建议使用的探头	线阵探头，6 ～ 15 mHz。
建议采用的设备	**设备准备**：Set 1 用于 CSI。Set 4 用于 PRP 注射。 **注射器**：3 ml 用于 CSI。 **药物**：20 mg 曲安奈德（0.5 ml）及 1% 利多卡因（1 ～ 2 ml）。 **穿刺针**：1 ～ 1.5 英寸，25 G 或 27 G。 标准或所在机构采用的 HA 或 PRP 制剂。
注射技术	探头呈长轴切面扫查肌腱，采用平面内技术，从近端以约 20° 角度进针（图 10.2.6.F，G）。针尖斜面向下，进针至针尖靠在肌腱上，注射少量药液以分离腱鞘。分离后，如需要可重新调整针的位置，将剩余药液注射完成。也可在短轴切面下进行注射，采用平面内技术从外侧以 5° ～ 10° 角进针。针尖斜面同样朝下，进针至针尖靠在肌腱上（图 10.2.6.H，I）。同样先注射少量药液以分离腱鞘，随后将剩余药液注入。 以上两种入路均可以用于 PRP 注射，但应将针尖刺入肌腱内部。确认穿刺针位于肌腱内后，采用开窗技术将 PRP 注入。

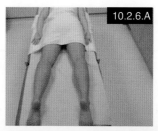

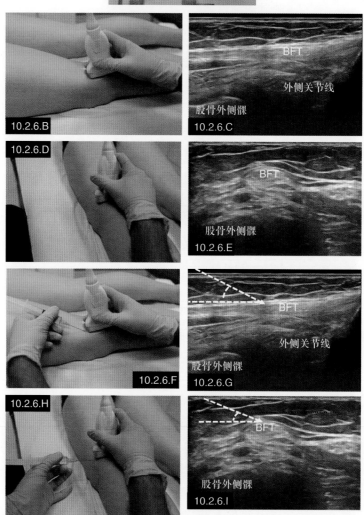

BFT，股二头肌腱

图 10.2.6　股二头肌腱注射

患者取俯卧位，膝部完全伸展，可在短轴切面或长轴切面下进行注射治疗。采用平面内技术进针，进行 CSI 时，将穿刺针引导至肌腱与腱鞘之间，而在 PRP 注射时应将针刺入肌腱内部。随后使用开窗技术进行注射。

10.2.7 腘肌腱

患者体位	对于腘肌腱（popliteus tendon，PopT），患者取侧卧位，膝盖屈曲 45° 并稍向内旋（图 10.2.7.A）。在双腿之间及检查床上加一毛巾卷可以帮助稳定下肢并限制活动。
确认解剖结构	探头取长轴切面识别外侧关节线，向后追踪可找到腘肌腱。在短轴切面下，可在腘窝沟内找到肌腱（图 10.2.7.B，C）。将探头垂直旋转，在长轴切面下追踪肌腱走行（图 10.2.7.D，E）。
注射操作	CSI 用于肌腱病所致疼痛症状。 PRP 注射用于伴内部撕裂的肌腱退行性病变。
建议使用的探头	线阵探头，6 ~ 15 mHz。
建议采用的设备	**设备准备**：Set 1 用于 CSI。Set 4 用于 PRP 注射。 **注射器**：3 ml 用于 CSI。 **药物**：20 mg 曲安奈德（0.5 ml）及 1% 利多卡因（1 ~ 2 ml）。 **穿刺针**：1 ~ 1.5 英寸，25 G 或 27 G。 标准或所在机构采用的 HA 或 PRP 制剂。
注射技术	在短轴切面下，采用平面外技术，针尖朝下从膝盖外侧进针，至针尖位于肌腱上时（图 10.2.7.F，G），先注射少量药液分离腱鞘。如需要，可重新调整针尖位置，继续注射剩余药液。若采用长轴切面显示肌腱，则可采用平面内技术，针尖朝下从膝关节外侧以 15° ~ 20° 角进针（图 10.2.7.H，I）。同样，先注射少量药液以分离腱鞘，分离后如需要可重新定位针尖，然后将剩余药液注入此间隙。 以上两种入路均可以用于 PRP 注射，主要区别是应将针尖刺入肌腱内部，采用开窗技术注入药液。 应小心避免损伤膝盖周围神经血管结构。

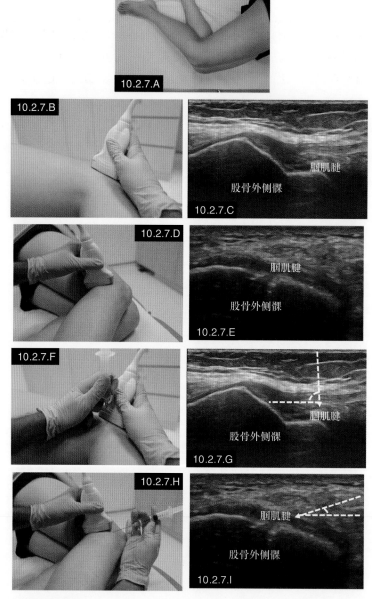

图 10.2.7   腘肌腱注射

患者取侧卧位，膝盖屈曲 45°，在短轴切面（平面外）和长轴切面（平面内）
下均可进行注射治疗。在施行 CSI 时应将针尖穿刺至肌腱和其腱鞘之间，而
在进行 PRP 注射时则应刺入肌腱内部。在进行 PRP 注射时可使用开窗技术。

韧带注射

如有需要，超声可便捷地用于检查评估韧带情况并引导进行治疗，其中内侧副韧带（medial collateral ligament，MCL）最为常见。超声引导注射也适用于外侧副韧带（lateral collateral ligament，LCL），但与 MCL 相比更具挑战性。

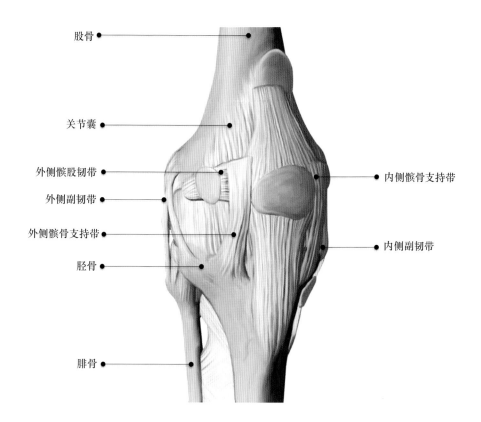

股骨

关节囊

外侧髌股韧带

外侧副韧带

外侧髌骨支持带

胫骨

腓骨

内侧髌骨支持带

内侧副韧带

10.2.8　内侧副韧带

患者体位	对于内侧副韧带（medial collateral ligament，MCL），患者取仰卧位，膝盖屈曲约 45°（图 10.2.8.A，B）。应用稳定的支撑可以帮助限制运动，有助于施行注射治疗。膝盖稍外旋可使内侧副韧带突出。
确认解剖结构	探头采用长轴切面放在内侧关节线上，向后移动探头直至看到关节上方出现韧带，即为内侧副韧带（图 10.2.8.C，D）。可在超声图像下追踪韧带，韧带近端较厚，而远端逐渐变窄。高分辨率超声下可以区分深层 MCL（deep MCL，dMCL）及浅层 MCL（superficial MCL，sMCL）。也可垂直旋转探头在短轴切面下评估韧带。
注射操作	CSI 用于疼痛症状。 Prolo 注射用于退行性病变或内部撕裂。
建议使用的探头	线阵探头，6～15 mHz。 曲棍球棒探头，8～18 mHz。
建议采用的设备	**设备准备**：Set 1 用于 CSI。Set 5 用于 Prolo 注射。 **穿刺针**：1～1.5 英寸，25 G 或 27 G。 **注射器**：3 ml 用于 CSI。 **药物**：20 mg 曲安奈德（1 ml）及 1% 利多卡因（1 ml）。Prolo 注射时使用 2 ml 50% 右旋糖与 1% 利多卡因 50∶50 混合液。
注射技术	探头以长轴切面置于内侧副韧带上方，采用平面内技术，从近端进针。在进行 CSI 时，针尖斜面朝下，以 15°～20° 角进针，至针尖靠在浅层 MCL 或深层 MCL 上方时（图 10.2.8.E，F），先注射少量药液用以分离层面，如需要可重新调整针尖位置，然后注射剩余药液。 在 Prolo 注射中，针尖应刺入韧带内部，并使用开窗法注射药液。

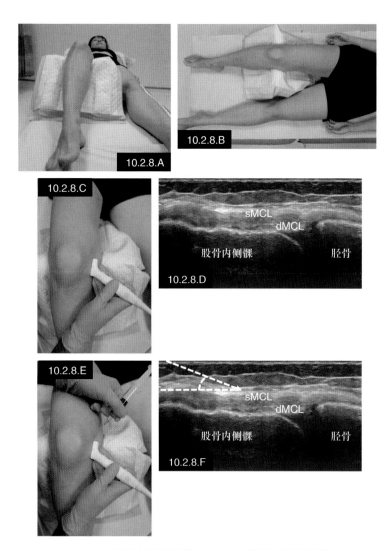

dMCL，深层内侧副韧带；sMCL，浅层内侧副韧带

图 10.2.8 内侧副韧带注射

患者取仰卧位，膝盖屈曲 45°。膝盖可稍向外旋。探头以长轴切面放置在内侧副韧带上方，采用平面内技术进行注射。在进行 CSI 时针尖应置于韧带上方，而 Prolo 注射则应将针尖刺入韧带内，并使用开窗技术进行注射。

10.2.9　外侧副韧带

患者体位	对于外侧副韧带（lateral collateral ligament，LCL），患者取仰卧位，膝盖屈曲约 45°（图 10.2.9.A，B）。应用稳定的支撑可以帮助限制运动，有助于施行注射治疗。膝盖可稍内旋。
确认解剖结构	探头以长轴切面放在外侧关节线上，向后移动探头直至看到韧带在股骨外侧髁和腓骨之间走行，即为外侧副韧带（图 10.2.9.C，D）。超声下识别韧带可能存在一定困难，也可通过垂直旋转探头在短轴切面下评估韧带。
注射操作	CSI 用于疼痛症状。 Prolo 注射治疗用于退行性病变或内部撕裂。
建议使用的探头	线阵探头，6 ～ 15 mHz。 曲棍球棒探头，8 ～ 18 mHz。
建议采用的设备	**设备准备**：Set 1 用于 CSI。Set 5 用于 Prolo 注射。 **穿刺针**：1 ～ 1.5 英寸，25 G 或 27 G。 **注射器**：3 ml 用于 CSI。 **药物**：20 mg 曲安奈德（1 ml）及 1% 利多卡因（1 ml）用于 CSI。 Prolo 注射时使用 2 ml 50% 右旋糖与 1% 利多卡因，体积比为 50：50 的混合液。
注射技术	在长轴切面下扫查外侧副韧带图像，采用平面内技术，针尖朝下，从远端进针（译者注：据图 10.2.9 所示，应为从远端方向进针，原文误写为近端）。进针角度为 15° ～ 20°，针尖置于外侧副韧带上方（图 10.2.9.E，F），注射少量药液以分离层面。层面分离后如需要可重新调整针尖位置，后将剩余药液注入。在 Prolo 注射中，针尖应刺入韧带内部，并使用开窗法在韧带内部注射药液。

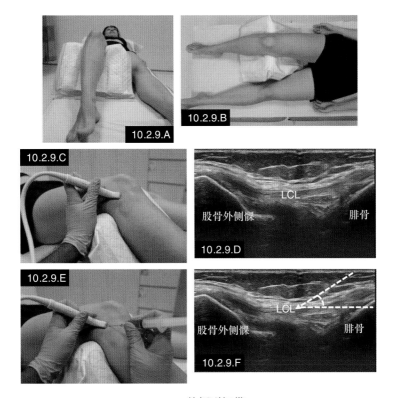

LCL，外侧副韧带

图 10.2.9 外侧副韧带注射

患者取仰卧位，膝盖屈曲 45°。膝盖可稍向内旋。在长轴切面下扫查外侧副韧带，采用平面内技术进针。在进行 CSI 时针尖应置于韧带上方，而 Prolo 注射则应将针尖刺入韧带内，并使用开窗技术进行注射。

滑囊注射

　　除了进入膝关节的髌上囊外，常见适合超声引导下治疗的区域还包括鹅足囊（pes anserine bursa，PAB）、髂胫滑囊（ilio-tibia bursa，ITB）（译者注：此处应该为下图中"髂胫束滑囊，ITBB"）和髌前囊（pre-patellar bursa，PPB）。

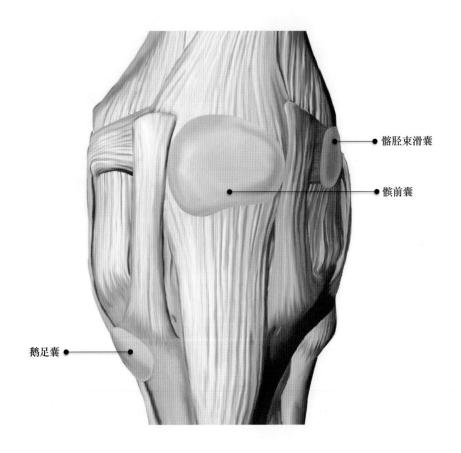

髂胫束滑囊

髌前囊

鹅足囊

10.2.10 鹅足囊

患者体位	对于鹅足囊（pes anserine bursa，PAB），患者取仰卧位，膝盖屈曲约 45°（图 10.2.10.A，B）。应用稳定的支撑可以帮助限制运动，有助于施行注射治疗。膝盖可稍向外旋。
确认解剖结构	探头以长轴切面放在膝关节内侧，可见鹅足由缝匠肌、半腱肌及股薄肌的肌腱构成，以此来定位鹅足囊（图 10.2.10.C，D）。在此区域可见鹅足囊，有时鹅足囊包裹于肌腱中。
注射操作	CSI 用于疼痛症状。
建议使用的探头	线阵探头，6 ～ 15 mHz。 曲棍球棒探头，8 ～ 18 mHz。
建议采用的设备	**设备准备**：Set 1 用于 CSI。 **穿刺针**：1 ～ 1.5 英寸，25 G 或 27 G。 **注射器**：3 mL 用于 CSI。 **药物**：CSI 采用 40 mg 曲安奈德（1 ml）及 1% 利多卡因（1 ml）。
注射技术	在长轴切面下扫查鹅足囊图像，采用平面内技术，从近端以 30° ～ 40° 角进针（图 10.2.10.E，F）。针尖斜面朝下，将针尖刺入滑囊内或肌腱周围，注入小剂量药液。一旦药液进入滑囊或肌腱周围，可按需调整针尖位置，然后注入剩余药液。注意避免将药液注入肌腱内部。也可在短轴切面下，采用平面内技术引导注射，但此方法进针到位有一定难度。

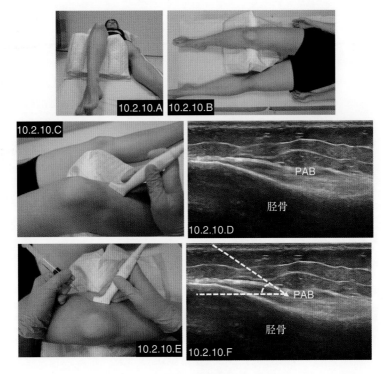

PAB，鹅足囊

图 10.2.10　PAB 注射

患者取仰卧位，膝盖屈曲 45°，可稍向外旋。探头以长轴切面扫查 PAB，采用平面内技术从近端进针（译者注：据图所示，应为近端，原文为远端进针），引导针尖刺入滑囊。

10.2.11　髂胫束滑囊

患者体位	对于髂胫束滑囊（ilio-tibial band bursa，ITBB），患者取仰卧位，膝盖屈曲约 45°（图 10.2.11.A，B）。应用稳定的支撑可以帮助限制运动，有助于施行注射治疗。膝盖可稍向内旋，以突出侧方结构。
确认解剖结构	探头以长轴切面扫查髂胫束滑囊图像，可通过追踪髂胫束走行至其穿过股骨外侧髁（lateral femoral condyle，LFC），此处可见髂胫束和股骨外侧髁之间的低回声区域即为髂胫束滑囊。此时垂直旋转探头，可在短轴切面下观察到肌腱（图 10.2.11.C，D）。
注射操作	CSI 用于髂胫束摩擦综合征及疼痛症状。
建议使用的探头	线阵探头，6 ~ 15 mHz。 曲棍球棒探头，8 ~ 18 mHz。
建议采用的设备	**设备准备**：Set 1 用于 CSI。 **穿刺针**：1 ~ 1.5 英寸，25 G 或 27 G。 **注射器**：3 ml 用于 CSI。 **药物**：CSI 采用 40 mg 曲安奈德（1 ml）及 1% 利多卡因（1 ml）。
注射技术	以短轴切面扫查髂胫束滑囊图像，采用平面内技术，从外侧以 20° ~ 30° 角进针，针尖斜面朝下（图 10.2.11.E，F）。针尖应刺入滑囊内，注射少量药液以打开空间，然后根据需要调整针尖位置，并注射剩余药液。重点是应避免直接注射至髂胫束内，附近的神经结构也需避开。

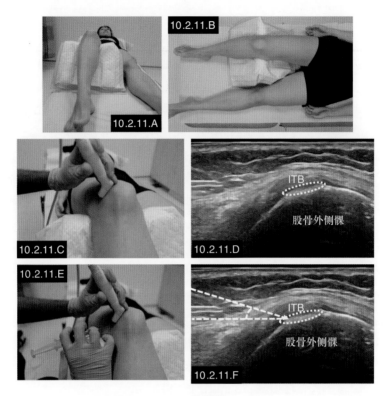

ITB，髂胫束

图 10.2.11　髂胫束滑囊注射

患者取仰卧位，膝盖屈曲 45°，可稍向内旋。探头以短轴切面扫查髂胫束滑囊，采用平面内技术将针尖穿刺至滑囊内。需注意避免损伤周围神经血管结构。

10.2.12 髌前囊

患者体位	对于髌前囊（pre-patellar bursa，PPB），患者取仰卧位，膝盖屈曲约 45°（图 10.2.12.A，B）。应用稳定的支撑可以帮助限制运动，有助于施行注射治疗。膝盖可稍向内旋。
确认解剖结构	将探头以长轴切面放置在髌骨上方，在骨骼上方可见一低回声区域，即为髌前囊（图 10.2.12.C，D）。垂直旋转探头，可在短轴切面下扫查髌前囊（图 10.2.12.E，F）。
注射操作	可引流或用 CSI 治疗髌前囊炎或疼痛。
建议使用的探头	线阵探头，6 ～ 15 mHz。 曲棍球棒探头，8 ～ 18 mHz。
建议采用的设备	**设备准备**：Set 1 用于 CSI。 **穿刺针**：1 ～ 1.5 英寸，25 G 或 27 G 针。 **注射器**：10 ml 用于引流，3 ml 用于 CSI。 **药物**：CSI 采用 20 mg 曲安奈德（1 ml）及 1% 利多卡因（1 ml）。
注射技术	以长轴切面（图 10.2.12.G，H）或短轴切面（图 10.2.12.I，J）扫查髌前囊，采用平面内技术从近端或外侧入路以 10° ～ 20° 角进针。针尖斜面朝下，引导针尖刺入滑囊内，可尝试抽吸囊液，但若滑囊已存在一段时间，内部的液体可能比较黏稠。用 LA 冲洗有助于稀释黏稠的液体，当内部囊液完全抽出后即可更换注射器进行 CSI。

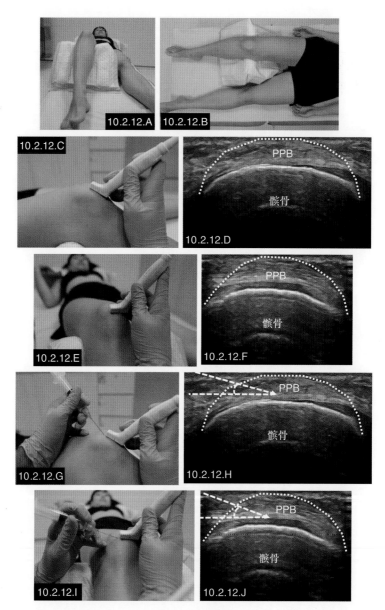

PPB，髌前囊

图 10.2.12　髌前囊注射

患者取仰卧位，膝盖屈曲 45°。探头以短轴切面或长轴切面放置在髌前囊上方，采用平面内技术引导针尖进入滑囊内。在注射药物之前需抽吸囊液。

肌肉

股四头肌损伤，尤其是股直肌（rectus femoris，RF）撕裂，可以用超声进行评估和引导治疗。

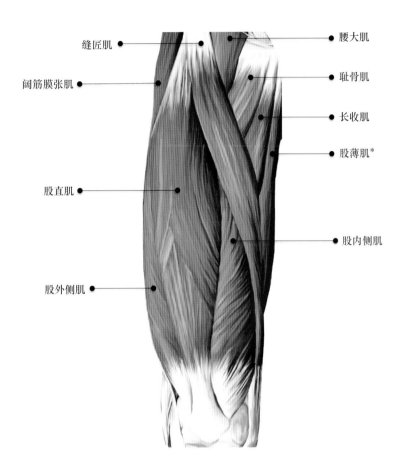

缝匠肌

阔筋膜张肌

股直肌

股外侧肌

腰大肌

耻骨肌

长收肌

股薄肌*

股内侧肌

*译者注：此处原英文 gracillus 应同 gracilis。

10.2.13　股直肌

患者体位	超声下观察股直肌（rectus femoris，RF），患者取仰卧位，膝盖屈曲约 45°（图 10.2.13.A）（译者注：此处表述与图不符，按图中所示，患者腿部伸直，并未弯曲，因此下文中的制动措施亦应有误）。应用稳定的支持可以帮助限制运动，有助于施行注射治疗。
确认解剖结构	探头以短轴切面扫查并识别股四头肌，其中 RF 在最浅表位置（图 10.2.13.B，C）。将探头垂直旋转至长轴切面，可在长轴切面下识别肌肉撕裂及损伤（图 10.2.13.B，C）。
注射操作	血肿抽吸引流或注射 PRP 治疗肌肉撕裂。
建议使用的探头	线阵探头，6 ～ 15 mHz。
建议采用的设备	**设备准备**：Set 4 用于 PRP 注射。 **注射器**：10 ml 用于引流。 **穿刺针**：1.5 ～ 2 英寸，21 G 或 23 G。 标准或所在机构采用的 PRP 制剂。
注射技术	在短轴切面下扫查股直肌，采用平面内技术从内侧或外侧以 30° ～ 40° 角进针（图 10.2.13.F，G）。针尖斜面朝下，引导针尖进入撕裂处，即可抽吸血肿。血肿抽吸完成后，可更换注射器，将 PRP 制剂注射至该处。也可在长轴切面下，采用平面内技术，从近端以 30° ～ 40° 角进针（图 10.2.13.H，I）。无论采用以上哪种入路，都须避免破坏完整的肌肉组织。

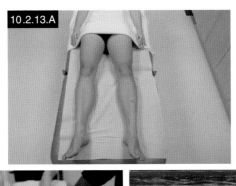

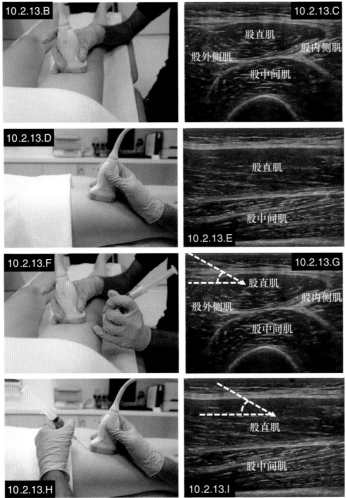

图 10.2.13 股直肌注射

患者取仰卧位，膝盖屈曲 45°（译者注：此处表述与图不符，按图中所示，患者腿部伸直，并未弯曲），注射治疗在 RF 的短轴切面和长轴切面下均可进行。采用平面内技术，引导穿刺针进入肌肉撕裂处，抽吸血肿后进行 PRP 注射治疗。

10.3 踝部和足部

由于脚踝和足部周围的结构都很表浅，因此可以在超声引导下进行评估和治疗。特别是对于单独靠触诊不太容易进行注射治疗的区域。

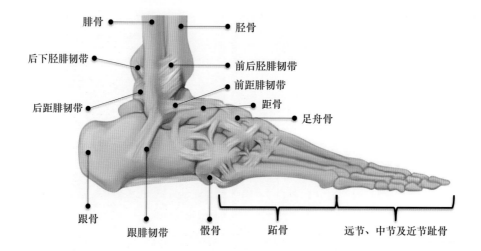

关节注射

常进行注射治疗的足踝关节包括距骨小腿关节（talo-crural joint，TCJ）、距下关节（subtalar joint，STJ）、跗骨窦（sinus tarsi，ST）、距舟关节（talo-navicular joint，TNJ）、跖趾关节（metatarso-phalangeal joint，MTPJ）和趾间关节（inter-phalangeal joints，IPJ）。对于较小的关节，采用高浓度的药液有助于获得更好的治疗效果。

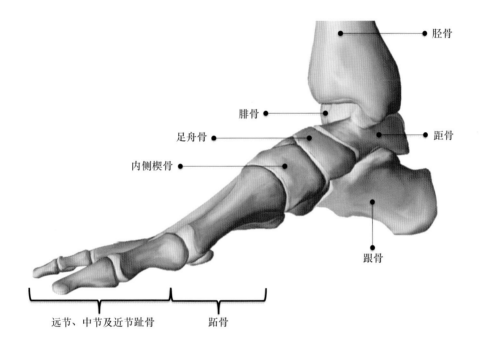

胫骨

腓骨

足舟骨

内侧楔骨

距骨

跟骨

远节、中节及近节趾骨　　距骨

10.3.1　距小腿关节

患者体位	对于距小腿关节（talo-crural joint，TCJ），患者取仰卧位，膝盖屈曲约 45°，可按需在膝盖下方加一支架以增加稳定性。脚放在检查床上，脚踝处于跖屈位置（图 10.3.1.A）。对于患有退行性疾病的患者，伸展膝盖有助于进一步打开踝关节，尤其是存在大骨赘的情况下。
确认解剖结构	探头以长轴切面放在踝关节背侧，沿胫骨远端可在同一切面下看到距骨圆顶和关节，此时即可显示距骨小腿图像（图 10.3.1.B，C）。同时可见关节囊被前脂肪垫覆盖。
注射操作	CSI 用于疼痛、退行性病变及滑膜炎。 HA 或 PRP 注射用于退行性病变。
建议使用的探头	线阵探头，6 ～ 15 mHz。 曲棍球棒探头，8 ～ 18 mHz。
建议采用的设备	**设备准备**：Set 1 用于 CSI 或 HA 注射。Set 4 用于 PRP 注射。 **注射器**：3 ml 用于 CSI。 **药物**：40 mg 曲安奈德（1 ml）及 1% 利多卡因（1 ～ 2 ml）。 **穿刺针**：1 ～ 1.5 英寸，25 或 27 G。 标准或所在机构采用的 HA 或 PRP 制剂。
注射技术	以长轴切面扫查距骨小腿关节，采用平面内技术从远端以约 30° 角进针。针尖斜面朝下，将其引导至关节（图 10.3.1.D，E）。针尖进入关节后，回抽无血液可注射药液，观察其流入关节内。也可采用平面外技术，探头仍为长轴切面，在探头长边中点处垂直与皮肤进针（图 10.3.1.F，G）。须注意避免损伤关节上方神经血管结构和肌腱。

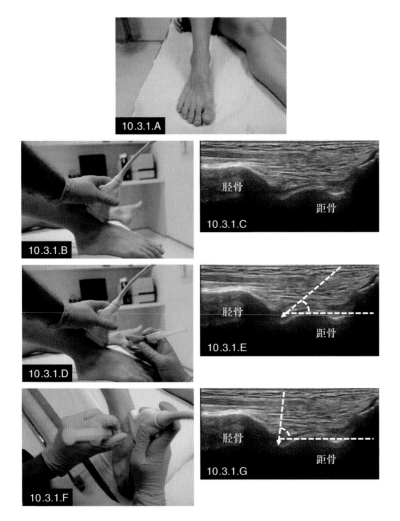

图 10.3.1　距小腿关节注射

患者取仰卧位，膝关节屈曲 45°，将脚放置在治疗床上。探头以长轴切面扫查距骨小腿关节，可采用平面内或平面外技术将针尖引导入关节内。须注意避免损伤关节上方的肌腱和神经血管结构。

10.3.2　距下关节

患者体位	对于距下关节（subtalar joint，STJ），患者取仰卧位，髋关节外旋并屈曲 45°。膝关节屈曲 90°，脚外侧放在检查床上，暴露足踝的内侧面（图 10.3.2.A）。如需要，可在外踝下方垫一条毛巾或支架，有助于将保持脚外翻并进一步打开距下关节。
确认解剖结构	探头以长轴切面放置在内踝远端，并继续向远端移动直至显示距下关节图像。距骨内侧和根骨之间的间隙即为距下关节短轴切面图像（图 10.3.2.B，C）。
注射操作	CSI 用于疼痛、退行性病变及滑膜炎。 HA 或 PRP 用于退行性病变。
建议使用的探头	线阵探头，6 ～ 15 mHz。 曲棍球棒探头，8 ～ 18 mHz。
建议采用的设备	**设备准备**：Set 1 用于 CSI 或 HA 注射。Set 4 用于 PRP 注射。 **注射器**：3 ml 用于 CSI。 **药物**：20 mg 曲安奈德（0.5 ml）及 1% 利多卡因（1 ～ 2 ml）。 **穿刺针**：1 ～ 1.5 英寸，25 G 或 27 G。 标准或所在机构采用的 PRP 制剂。
注射技术	探头以短轴切面扫查距下关节，采用平面外技术从探头长边中点垂直于皮肤进针（图 10.3.2.D，E）。进针至在关节内显示针尖，回抽无血后即可注射药液，观察其流入关节内。也可采用平面内技术，从跟骨上方以约 30° 角进针，针尖斜面朝下。须注意识别进针路径中无神经血管结构及肌腱走行，以确保在注射过程中不会造成损伤。

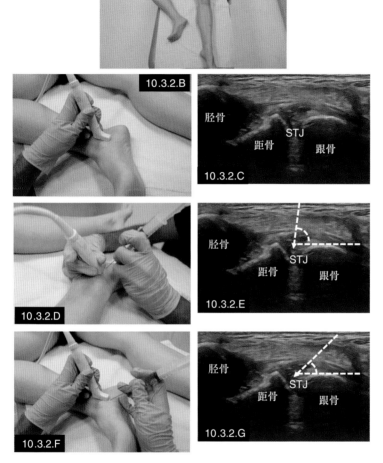

STJ，距下关节

图 10.3.2　距下关节注射

患者取仰卧位，髋关节外展、外旋，脚外侧放在治疗床上。探头以长轴切面放置在距下关节上方，即距下关节的短轴切面图像，可采用平面内或平面外技术引导穿刺针进入关节内部。须注意避免损伤上方的神经血管结构。

10.3.3　跗骨窦

患者体位	对于跗骨窦（sinus tarsi，ST），患者取仰卧位，膝关节屈曲约 45°，如需要可用支架帮助固定。将脚放在检查床上，脚踝跖屈，稍向内旋以打开空间（图 10.3.3.A）。
确认解剖结构	探头以短轴切面放置在外踝上方，并向前下方移动探头，可在脚背侧显示跗骨窦图像。在图像中识别距骨和跟骨之间的凹陷（图 10.3.3.B，C）。
注射操作	CSI 用于疼痛、退行性病变。HA 或 PRP 注射用于退行性病变（此方法将在下一部分介绍）
建议使用的探头	线阵探头，6 ～ 15 mHz。 曲棍球棒探头，8 ～ 18 mHz。
建议采用的设备	**设备准备**：Set 1 用于 CSI 或 HA 注射。Set 4 用于 PRP 注射。 **注射器**：3 ml 用于 CSI。 **药物**：20 mg 曲安奈德（0.5 ml）及 1% 利多卡因（1 ～ 2 ml）。 **穿刺针**：1 ～ 1.5 英寸，25 G 或 27 G。 标准或所在机构采用的 HA 或 PRP 制剂。
注射技术	在短轴切面下扫查跗骨窦，采用平面外技术在探头长边旁垂直于皮肤进针（图 10.3.3.D，E）。进针至在 ST 内显示针尖，回抽注射器无血后可注射药液。也可采用平面内技术从远端进针，越过跟骨（图 10.3.3.F，G）。但采用此种方法注射，进针的角度及深度较难把握。

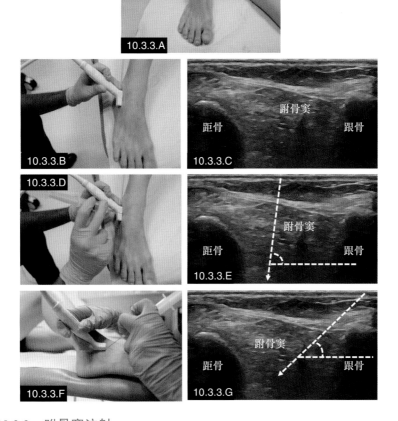

图 10.3.3 跗骨窦注射

患者取仰卧位，膝关节屈曲 45°，将脚放在治疗床上，可稍向内旋以打开侧面空间。探头在长轴切面下扫查 ST，采用平面内或平面外技术将穿刺针引导至关节内进行注射。须注意避免损伤血管神经结构。

（译者注：依据图 10.3.3.G 所示及前文中平面内进针法的描述，进针跨越跟骨。故图 F 中进针方向可能有误，应为从脚跟方向进针。）

10.3.4　距舟关节

患者体位	对于距舟关节（talo-navicular joint，TNJ），患者取仰卧位，膝关节屈曲约 45°，如需要可用支架帮助固定。将脚放在检查床上，脚踝跖屈（图 10.3.4.A）。
确认解剖结构	探头以长轴切面放置脚背侧踝关节上方，并向远端移动探头。确定距骨颈后，距骨和舟骨之间的骨皮质连续性中断处即为距舟关节。（图 10.3.4.B，C）。
注射操作	CSI 用于疼痛、退行性病变及滑膜炎。 HA 或 PRP 注射用于退行性病变。
建议使用的探头	线阵探头，6 ～ 15 mHz。 曲棍球棒探头，8 ～ 18 mHz。
建议采用的设备	**设备准备**：Set 1 用于 CSI 或 HA 注射。Set 4 用于 PRP 注射。 **注射器**：3 ml 用于 CSI。 **药物**：20 mg 曲安奈德（0.5 ml）及 1% 利多卡因（1 ～ 2 ml）。 **穿刺针**：1 ～ 1.5 英寸，25 G 或 27 G。 标准或所在机构采用的 HA 或 PRP 制剂。
注射技术	探头在长轴切面下观察距舟关节，采用平面外技术从探头长边旁垂直于皮肤进针（图 10.3.4.D，E）。进针至针尖显示在关节内，回抽注射器无血后可注射药液，观察药液流入关节。也可采用平面内技术在长轴切面进行注射，但如有明显的退行性变或骨赘增生唇样改变，可能造成穿刺困难（图 10.3.4.F，G）。须小心避免损伤覆盖关节上方的神经血管结构及肌腱。

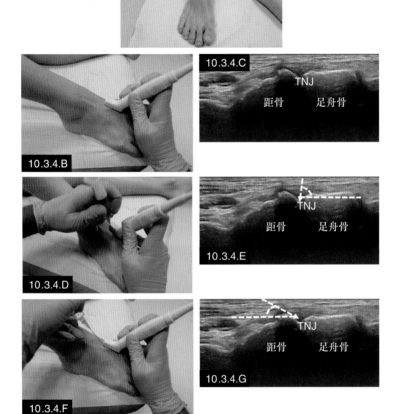

TNJ，距舟关节

图 10.3.4　距舟关节注射

患者取仰卧位，膝关节屈曲 45°，脚放在检查床上。注射治疗时将探头以长轴切面放在距舟关节上，此时呈现距舟关节的短轴图像。采用平面内或平面外技术将针刺入关节内部。应注意避免损伤关节上方覆盖的神经血管结构。

10.3.5 跖趾关节或近端趾间关节

患者体位	对于跖趾关节或近端趾间关节（metatarso-phalangeal or proximal inter-phalangeal joints，MTPJ/PIPJ），患者取仰卧位，膝关节屈曲约 45°，如需要可用支架帮助固定。将脚放在检查床上，脚踝跖屈（图 10.3.5.A）。
确认解剖结构	扫查跖趾关节时，可将探头以长轴切面放置在脚背上，使远端跖骨及趾骨在同一平面内成像（图 10.3.5.B，C）。两者间连续性中断处即为关节。同样的，也可通过趾骨间的连续性中断来识别近端趾间关节。在退行性关节改变中，该空间距离显著缩短，其原因可能为骨赘形成或滑膜增厚。
注射操作	CSI 用于疼痛、退行性病变及滑膜炎。 HA 或 PRP 注射用于退行性病变。
建议使用的探头	线阵探头，6 ～ 15 mHz。 曲棍球棒探头，8 ～ 18 mHz。
建议采用的设备	**设备准备**：Set 1 用于 CSI 或 HA 注射。Set 4 用于 PRP 注射。 **注射器**：3 ml 用于 CSI。 **药物**：20 mg 曲安奈德（0.5 ml）及 1% 利多卡因（1 ml）。 **穿刺针**：1 ～ 1.5 英寸，25 G 或 27 G。 标准或所在机构采用的 HA 或 PRP 制剂。
注射技术	探头以长轴切面扫查跖趾关节及近端趾间关节，采用平面外技术将穿刺针靠近探头长边垂直与皮肤进行穿刺。引导针尖穿刺至关节内（图 10.3.5.D，E），回抽无血即可注射药液。也可采用平面内技术，以 15° ～ 20° 角从近端进针，针尖斜面朝下。将针尖抵在跖骨头端，注入药液，药液将流入关节囊远端（图 10.3.5.F，G）。在注射过程中需仔细识别肌腱及神经血管结构，并避免损伤。

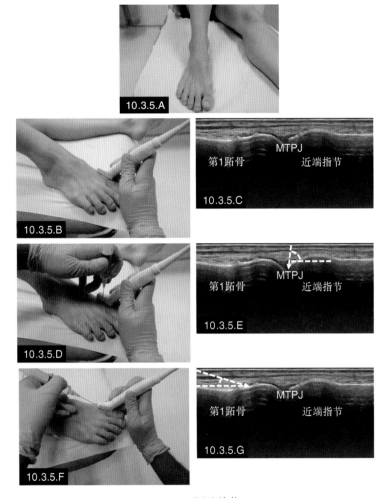

MTPJ，跖趾关节

图 10.3.5 跖趾关节及近端趾间关节注射

患者取仰卧位，膝关节屈曲 45°，脚放在检查床上。注射治疗时将探头以长轴切面放在 MTPJ/PIPJ 上，此时呈现的是关节短轴切面图像。采用平面内或平面外技术将针刺入关节内部。应注意避免损伤关节上方覆盖的肌腱结构。

肌腱注射

足踝部常施行注射治疗的肌腱包括腓骨长肌 / 腓骨短肌（peroneus brevis/peroneus longus，PB/PL）肌腱、胫骨后肌（tibialis posterior，TP）肌腱、跟腱（achilles tendon，AT），不太常见的位置包括跛长屈肌（flexor hallucis longus，FHL）肌腱和胫骨前肌（tibialis anterior，TA）肌腱。与所有肌腱注射治疗一样，非常重要的一点是不能直接在肌腱内部行 CSI。

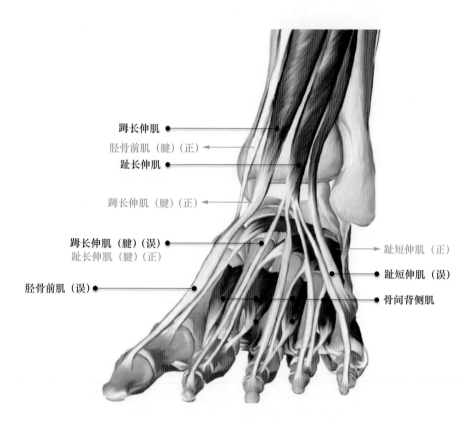

译者注：此图勘误较多，具体见图中标注。

10.3.6　腓骨长肌 / 腓骨短肌

患者体位	对于腓骨长肌 / 腓骨短肌（peroneus longus/peroneus brevis，PL/PB），患者取俯卧位，腿部完全伸展，脚悬于床外（图 10.3.6.A，B），该体位可以暴露脚踝后外侧的肌腱。如需要，可在足背和治疗床之间放置一条毛巾以增加稳定性。
确认解剖结构	可以通过追踪踝关节后外侧肌肉以显示腓骨长肌 / 腓骨短肌肌腱的短轴切面图像，此时可同时见到腓骨图像（图 10.3.6.C，D）。连续追踪可明显观察到肌肉向肌腱的过渡，继续追踪其走行，也可观察到肌腱在足部的附着点。也可以在长轴切面中观察肌腱，但此时可能难于区分两条肌腱（图 10.3.6.E，F）。
注射操作	CSI 用于肌腱疾病或腱鞘炎引起的急性疼痛。 PRP 注射用于治疗伴内部撕裂损伤的退行性肌腱疾病。
建议使用的探头	线阵探头，6 ～ 15 mHz。 曲棍球棒探头，8 ～ 18 mHz。
建议采用的设备	**设备准备**：Set 1 用于 CSI。Set 3 用于 PRP 注射。 **注射器**：3 ml 用于 CSI。 **药物**：20 mg 曲安奈德（0.5 ml）及 1% 利多卡因（1 ～ 2 ml）。 **穿刺针**：1 ～ 1.5 英寸，25 G 或 27 G。 标准或所在机构采用的 PRP 制剂。
注射技术	探头以短轴切面扫查腓骨长肌 / 腓骨短肌腱，采用平面内技术从外侧进针，针尖斜面朝下。进针方向尽可能与探头平面保持平行（图 10.3.6.G，H）。当穿刺针进入腱鞘靠在肌腱上时，可注射少量药液将肌腱和腱鞘分离，如需要可重新定位针尖位置，之后再注射剩余药液。也可以在长轴切面下，以平面内技术进针。以 20° ～ 30° 角进针，采用相同方法注射药液（图 10.3.6.I，J）。 在进行 PRP 注射时，进针角度可稍微陡一些，以便针尖刺入肌腱，并使用开窗技术注射药液。

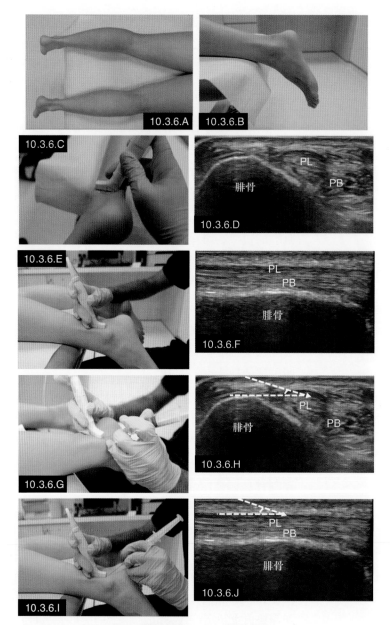

PB，腓骨短肌；PL，腓骨长肌

图 10.3.6　腓骨长肌 / 腓骨短肌注射

患者取俯卧位，膝关节完全伸展，脚悬于治疗床末端之外。超声探头以短轴切面或长轴切面时 PL/PB 均可进行注射治疗，采用平面内技术将穿刺针引导至肌腱和腱鞘之间进行 CSI，而在 PRP 注射治疗中应将穿刺针针尖刺入肌腱内部。

10.3.7 胫骨后肌

患者体位	对于胫骨后肌（tibialis posterior，TP），患者取俯卧位，腿部完全伸展，脚悬在床边外（图 10.3.7.A，B）。这一体位可以暴露脚踝后内侧的肌腱。如需要，可在足背和治疗床之间放置一条毛巾以增加稳定性。
确认解剖结构	可以通过追踪踝关节后内侧肌肉走行以得到 TP 肌腱的短轴切面图像，此时可同时见到胫骨的短轴切面图像（图 10.3.7.C，D）。胫骨后肌在视野的最前方，从肌肉向肌腱的过渡非常明显。继续追踪其走行，可观察到胫骨后肌在足部的附着点。在短轴切面中，也可见趾长屈肌（flexor digitorum longus，FDL）和神经血管束。将探头旋转 90°，可在长轴切面下观察肌腱（图 10.3.7.E，F）。
注射操作	CSI 用于肌腱疾病或腱鞘炎引起的疼痛。 PRP 注射用于治疗伴内部撕裂损伤的退行性肌腱疾病。
建议使用的探头	线阵探头，6 ～ 15 mHz。 曲棍球棒探头，8 ～ 18 mHz。
建议采用的设备	**设备准备**：Set 1 用于 CSI。Set 4 用于 PRP 注射。 **注射器**：3 ml 用于 CSI。 **药物**：20 mg 曲安奈德（0.5 ml）及 1% 利多卡因（1 ～ 2 ml）。 **穿刺针**：1 ～ 1.5 英寸，25 G 或 27 G。 标准或所在机构采用的 PRP 制剂。
注射技术	探头以短轴切面扫查胫骨后肌，采用平面内技术从踝关节内侧尽可能水平进针，针尖斜面朝下（图 10.3.7.G，H）。针尖穿刺目标为肌腱和腱鞘之间，一旦针尖进入这个层面，可注射少量药液以分离组织层面，再次定位针尖位置后可注射剩余药液。进针方向尽可能与探头平面保持平行（图 10.3.7.G，H）。也可以在长轴视图上以平面内方向进针。此时进针角度约为 30° 角，采用相同方法注射药液（图 10.3.7.I，J）。在进行 PRP 注射时，可以使用以上任一种入路进行穿刺，但应将针尖引导至刺入肌腱内，并使用开窗技术注射药液。

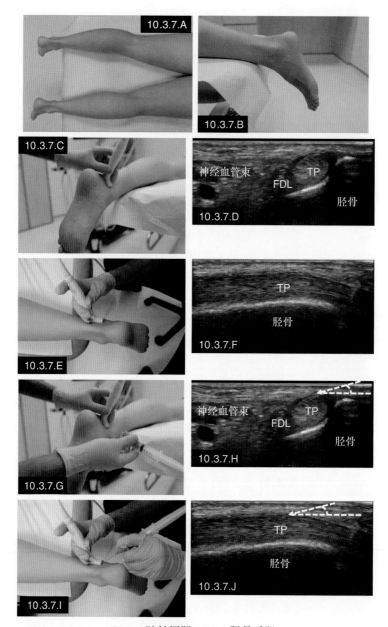

FDL，趾长屈肌；TP，胫骨后肌

图 10.3.7　胫骨后肌注射

患者取俯卧位，膝关节完全伸展，脚悬于治疗床末端外。超声探头置于胫骨后肌上，在短轴切面或长轴切面下均可进行注射治疗，采用平面内技术将穿刺针引导至肌腱和腱鞘之间进行 CSI，而在 PRP 注射治疗中应将穿刺针针尖刺入肌腱内部。

10.3.8 跟腱

患者体位	对于跟腱（achilles tendon，AT），患者取俯卧位，腿部完全伸展，脚悬在床尾外（图 10.3.8.A，B）。这一体位可以暴露脚踝后部的肌腱。如需要，可在足背和治疗床之间放置一条毛巾以增加稳定性。
确认解剖结构	跟腱可在长轴切面下，沿小腿后部的腓肠肌和比目鱼肌向下追踪到肌腱连接处，继续向下可至肌腱在跟骨的附着处（图 10.3.8.C，D）。将探头旋转 90°，可在短轴切面下观察肌腱（图 10.3.8.E，F）。
注射操作	HVI 肌腱剥离术用于肌腱病。 PRP 注射治疗用于伴内部撕裂损伤的退行性肌腱疾病。 Prolo 注射用于治疗跟骨后滑囊炎。
建议使用的探头	线阵探头，6 ～ 15 mHz。 曲棍球棒探头，8 ～ 18 mHz。
建议采用的设备	**设备准备**：Set 2 用于 HVI 肌腱剥离。Set 4 用于 PRP 注射。Set 5 用于 Prolo 注射。 **注射器**：10 ml 用于肌腱剥离。3 ml 用于 Prolo 注射。 **药物**：大容量肌腱剥离使用生理盐水及 1% 利多卡因。Prolo 注射使用 2 ml 按体积比 50∶50 混合的 50% 右旋糖和 1% 利多卡因。 **穿刺针**：1 ～ 1.5 英寸，25 G 或 27 G。 标准或所在机构采用的 PRP 制剂。
注射技术	探头以短轴切面扫查跟腱，采用平面内技术从脚踝外侧以 15° ～ 20° 角进针。针尖斜面朝上，穿刺目标位置为腱鞘和 Kager 脂肪垫之间的层面（图 10.3.8.I，J）（译者注：针尖位于两者之间层面，应为 G，H）。针尖进入这一位置后，注射少量药液以分离层面，其后可再次定位针尖位置以施行 HVI。平面外视图可以协助进一步确定针尖的位置。注药时，可以将慢慢向近端和远端移动针尖，使药液更好地分布。如果该位置血管特别丰富，可以用针尖轻柔地刮擦跟腱前缘。

在进行 PRP 注射时,在短轴切面下观察跟腱,采用平面内技术从背侧(译者注:此处应为脚踝外侧)以 15° ~ 20° 角进针,刺入肌腱内部(图 10.3.8.G,H)(译者注:针尖位于肌腱内,应为 I,J)。或者,也可以在短轴视图(译者注:依据图 K,L,应为长轴)中以平面内技术将穿刺针刺入肌腱内部(图 10.3.8.I,K)(译者注:此处应为 K,L)。使用以上两个入路穿刺,均采用开窗技术注射药液。

如进行跟骨后囊的 Prolo 注射治疗,可在短轴视图下以平面内技术将穿刺针引导至肌腱与跟骨间滑囊的位置。

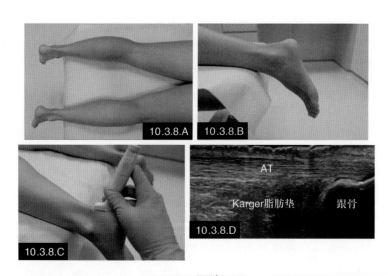

AT,跟腱

图 10.3.8　跟腱注射

患者取俯卧位,膝关节完全伸展,脚悬于治疗床末端外侧。超声探头以短轴切面或长轴切面放置在跟腱上方,以平面内技术引导穿刺针进行注射。在进行 HVI 注射时,针尖应置于肌腱和 Karger 脂肪垫之间,而进行 PRP 注射时应将针尖刺入肌腱内。

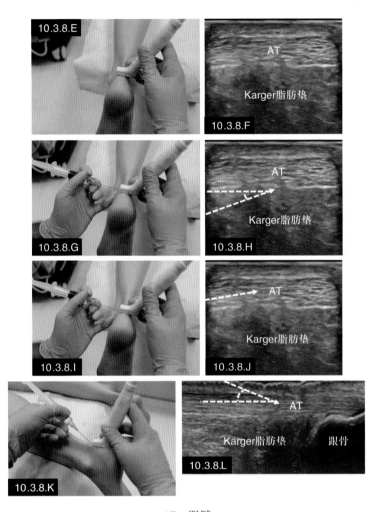

AT，跟腱

图 10.3.8 （续）

患者取俯卧位，膝关节完全伸展，脚悬于治疗床末端外侧。超声探头以短轴切面或长轴切面放置在跟腱上方，以平面内技术引导穿刺针进行注射。在进行 HVI 注射时，针尖应置于肌腱和 Karger 脂肪垫之间，而进行 PRP 注射时应将针尖刺入肌腱内。

10.3.9 踇长屈肌

患者体位	对于踇长屈肌（flexor hallucis longus，FHL）腱，患者取俯卧位，腿部完全伸展，脚悬在床尾侧外（图 10.3.9.A，B），该体位可以暴露脚踝后内侧和足底侧的肌腱。如需要，可在足背和治疗床之间放置一条毛巾以增加稳定性。
确认解剖结构	可通过追踪踝关节后内侧肌肉的走行来识别踇长屈肌腱，同时在平面内可见胫骨图像。踇长屈肌是最深的内侧肌腱，靠近神经血管束。该肌腱自内踝进入足部，并沿足底表面终止于踇趾。在肌腱此处的远端位置，可观察到其走行在内侧和外侧籽骨之间（图 10.3.9.C，D）。将超声探头旋转 90°，可在长轴切面下评估肌腱（图 10.3.9.E，F）。
注射操作	CSI 用于肌腱病变或腱鞘炎引起的疼痛。 PRP 注射用于伴内部撕裂的退行性肌腱疾病。
建议使用的探头	线阵探头，6 ～ 15 mHz。 曲棍球棒探头，8 ～ 18 mHz。
建议采用的设备	**设备准备**：Set 1 用于 CSI。Set 4 用于 PRP 注射。 **注射器**：3 ml 用于 CSI。 **药物**：CSI 使用 20 mg 曲安奈德（0.5 ml）及 1% 利多卡因（1 ml）。 **穿刺针**：1 ～ 1.5 英寸，25 G 或 27 G。 标准或所在机构采用的 PRP 制剂。

| 注射技术 | 踇长屈肌在内踝处往往位置较深，因此，当其肌腱走行至远端的籽骨之间的位置更适合进行注射治疗。对于远端 FHL 可在短轴切面下，采用平面内技术以 15°～20° 的角度进针，针尖斜面朝下（图 10.3.9.C，D）（译者注：此处图为穿刺，应为 G，H）。当针尖进入这一位置并靠在肌腱上，可注射少量药液以分离层面，必要时重新定位针尖位置，然后继续注射剩余药液。同样的，也可在长轴切面下，采用平面内技术穿刺，从近端以 15°～20° 角进针（图 10.3.9.E,F）（译者注：此处图为穿刺，应为 I，J），但此方法可能给患者带来更多痛苦，因为穿刺过程中切割了更多组织。在进行 PRP 注射时，可以使用上述任一种入路，但应将针尖刺入肌腱内部，并使用开窗技术进行药液注射。 |

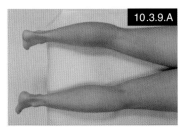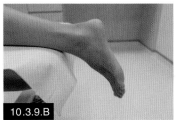

图 10.3.9　踇长屈肌注射

（译者注：结合上文说明顺序，E，G 两图位置应对调）

患者取俯卧位，膝关节完全伸展，脚悬于治疗床末端外侧。超声探头以短轴切面或长轴切面放置在踇长屈肌上方，采用平面内技术引导穿刺针进行注射，在进行 CSI 时，针尖应置于肌腱和腱鞘之间，而进行 PRP 注射时应将针尖刺入肌腱内部。

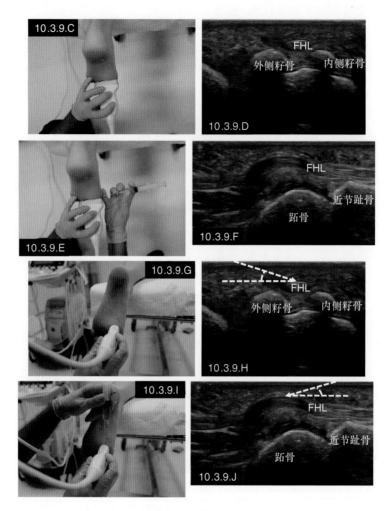

FHL，踇长屈肌

图 10.3.9（续）

（译者注：结合上文说明顺序，E、G 两图位置应对调）

患者取俯卧位，膝关节完全伸展，脚悬于治疗床末端外侧。超声探头以短轴切面或长轴切面放置在踇长屈肌上方，采用平面内技术引导穿刺针进行注射，在进行 CSI 时，针尖应置于肌腱和腱鞘之间，而进行 PRP 注射时应将针尖刺入肌腱内部。

10.3.10 胫骨前肌

患者体位	对于胫骨前肌（tibialis anterio，TA），患者取仰卧位，膝关节屈曲 45°，如需要可使用支架帮助固定。脚平放在治疗床上，脚踝呈跖屈位（图 10.3.10.A）。
确认解剖结构	超声探头以短轴切面放置在踝关节内侧上方以识别胫骨前肌，胫骨前肌位于最内侧（图 10.3.10.B，C）。其后，可将探头旋转 90°，在长轴切面下评估肌腱（图 10.3.10.D，E）。
注射操作	CSI 用于肌腱病变或腱鞘炎引起的疼痛。 PRP 注射用于伴内部撕裂的退行性肌腱疾病。
建议使用的探头	线阵探头，6 ～ 15 mHz。 曲棍球棒探头，8 ～ 18 mHz。
建议采用的设备	**设备准备**：Set 1 用于 CS1。Set 4 用于 PRP 注射。 **注射器**：3 ml 用于 CSI。 **药物**：CSI 使用 20 mg 曲安奈德（0.5 ml）及 1% 利多卡因（1 ml）。 **穿刺针**：1 ～ 1.5 英寸，25 G 或 27 G。 标准或所在机构采用的 PRP 制剂。
注射技术	以短轴切面扫查胫骨前肌，采用平面内技术从内侧或外侧以 10° ～ 20° 的角度进针。针尖斜面朝下，针尖对准腱鞘（图 10.3.10.F，G），当针尖靠在肌腱上，可注入少量药液以分离组织层面，重新定位针尖位置后注入剩余药物。也可在长轴切面下，从远端或近端穿刺，采用相同的技术注射药物（图 10.3.10.H，I）。在进行 PRP 注射时，针尖应刺入肌腱，使用开窗技术注射药液。

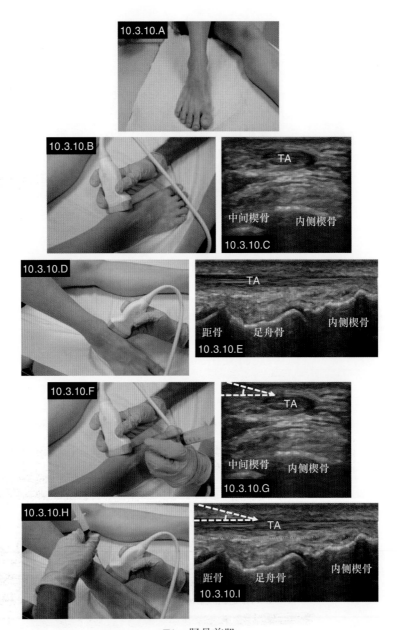

TA，胫骨前肌

图 10.3.10　胫骨前肌注射

患者取仰卧位，膝关节屈曲 45°，脚放在治疗床上。超声探头以短轴切面或长轴切面放置在胫骨前肌上方，采用平面内技术引导穿刺针进行注射，在进行 CSI 时，针尖应置于肌腱和腱鞘之间，而进行 PRP 注射时应将针尖刺入肌腱内部。

韧带注射

脚踝周围需进行注射治疗的常见韧带包括距腓前韧带（anterior talo-fibular ligament，ATFL）、跟腓韧带（calcaneo-fibular ligament，CFL）、三角韧带（deltoid ligament，DL）、前下胫腓韧带（anterior inferior tibio-fibular ligament，AITFL）、足底筋膜（plantar fascia，PF）和足趾间侧副韧带（collateral ligaments，CL）。

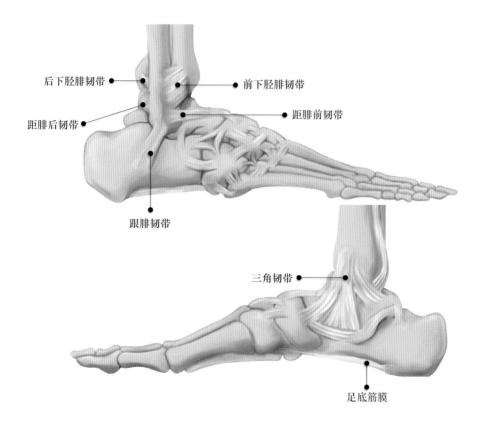

后下胫腓韧带
前下胫腓韧带
距腓后韧带
距腓前韧带
跟腓韧带
三角韧带
足底筋膜

10.3.11　距腓前韧带

患者体位	对于距腓前韧带（anterior talo-fibular ligament，ATFL），患者取仰卧位，膝关节屈曲约 45°，如需要可使用支架进一步稳定肢体。脚应放在检查治疗床上，脚踝处于稍内旋和跖屈位，以暴露韧带（图 10.3.11.A）。
确认解剖结构	探头以足背长轴切面放置于腓骨上，旋转探头远端使其与足底平行，即可从背侧观察到距腓前韧带的图像。在这个位置，距腓前韧带表现为自腓骨到距骨走行的线性结构（图 10.3.11.B，C）。
注射操作	CSI 用于疼痛症状。 Prolo 注射用于局部撕裂。
建议使用的探头	线阵探头，6 ～ 15 mHz。 曲棍球棒探头，8 ～ 18 mHz。
建议采用的设备	**设备准备**：Set 1 用于 CSI。Set 5 用于 Prolo 注射。 **注射器**：3 ml 用于 CSI 或 Prolo 注射。 **药物**：CSI 使用 20 mg 曲安奈德（0.5 ml）及 1% 利多卡因（1 ml）。Prolo 注射使用 2 ml 按体积比 50∶50 配制的 50% 右旋糖及 1% 利多卡因。 **穿刺针**：1 ～ 1.5 英寸，25 G 或 27 G。
注射技术	以长轴切面扫查距腓前韧带，采用平面内技术从远端以 10° ～ 20° 的角度进针（图 10.3.11.D，E），针尖斜面朝下，针尖对准韧带。进行 CSI 时，应将针尖穿刺至韧带上方，注入少量药液以分离层面，然后再注入剩余药物。 与之不同的是在进行 PRP 注射时，针尖应刺入韧带，使用开窗技术注射药液。

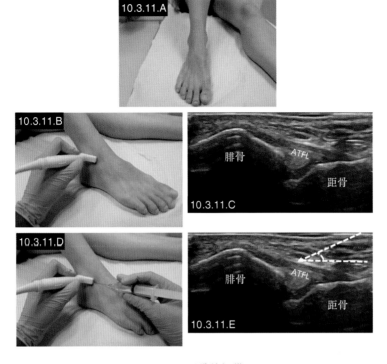

AFTL，距腓前韧带

图 10.3.11 距腓前韧带注射

患者取仰卧位，膝关节屈曲 45°，脚放在治疗床上。脚可稍微内旋以充分暴露外侧结构。超声探头以长轴切面放置在距腓前韧带上方，以平面内技术引导穿刺针进行注射。在进行 CSI 时，针尖应置于韧带上方，而进行 Prolo 注射时应将针尖刺入韧带内部。

10.3.12 跟腓韧带

患者体位	对于跟腓韧带（calcaneo-fibular ligament，CFL），患者取仰卧位，膝关节屈曲约 45°，必要时可使用支架稳定肢体（图 10.3.12.A）。脚应放在检查治疗床上，脚踝处于略微内旋和内翻位置。
确认解剖结构	探头以长轴切面沿腓骨放置，直接向下追踪至足部即可显示跟腓韧带图像（图 10.3.12.B，C）。跟腓韧带几乎垂直于足底。在这个位置上，跟腓韧带呈一走行于腓骨到跟骨之间、略微凸出的三角形结构。可嘱患者背屈足部以确认跟腓韧带。
注射操作	CSI 用于疼痛症状。 Prolo 注射用于局部撕裂。
建议使用的探头	线阵探头，6 ～ 15 mHz。 曲棍球棒探头，8 ～ 18 mHz。
建议采用的设备	**设备准备**：Set 1 用于 CSI。Set 5 用于 Prolo 注射。 **注射器**：3 ml 注射器用于 CSI 或 Prolo 注射。 **药物**：CSI 使用 20 mg 曲安奈德（0.5 ml）及 1% 利多卡因（1 ml）。Prolo 注射使用 2 ml 按体积比 50∶50 配制的 50% 右旋糖及 1% 利多卡因。 **穿刺针**：1 ～ 1.5 英寸，25 G 或 27 G。
注射技术	以长轴切面扫查跟腓韧带，采用平面内技术从远端以 10° ～ 20° 角度进针（图 10.3.12.D，E），针尖斜面朝下，针尖对准韧带。进行 CSI 时，应将针尖穿刺至韧带上方，注入少量药液以分离层面，然后再注入剩余药物。 对于 Prolo 注射，一旦针尖刺入韧带，应使用开窗技术注射药液。应注意避免损伤走行于跟腓韧带附近的腓骨短肌和腓骨长肌腱。

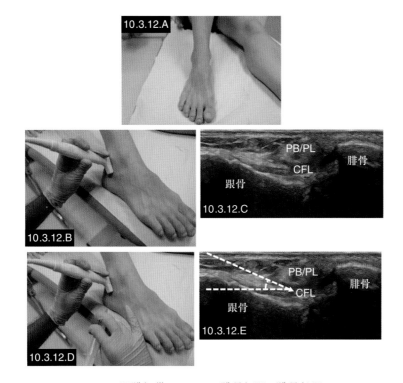

CFL，跟腓韧带；PB/PL，腓骨短肌 / 腓骨长肌

图 10.3.12 跟腓韧带注射

患者取仰卧位，膝关节屈曲 45°，脚放在治疗床上。脚可稍微内旋并翻转以充分暴露外侧结构。超声探头以长轴切面放置在跟腓韧带上进行注射，以平面内技术从远端进行穿刺。在进行 CSI 时，针尖应置于韧带上方，而进行 Prolo 注射时应将针尖刺入韧带内部。

10.3.13　三角韧带

患者体位	对于三角韧带（deltoid ligament，DL），患者取仰卧位，脚置于检查床边缘外侧（图 10.3.13.A）。脚踝稍向外翻以暴露韧带，如需要，可在外踝下方垫一毛巾帮助进一步稳定下肢。
确认解剖结构	探头以长轴切面放置于胫骨上，直接向下追踪至足部以显示三角韧带，此时探头与足底方向近乎垂直。在这个位置上，可见三角韧带位于胫骨至跟骨之间，呈三角形结构（图 10.3.13.B，C）。在此位置上可同时识别三角韧带深部及浅部结构。
注射操作	CSI 用于疼痛症状。 Prolo 注射用于韧带部分性或退行性撕裂。
建议使用的探头	线阵探头，6 ～ 15 mHz。 曲棍球棒探头，8 ～ 18 mHz。
建议采用的设备	**设备准备**：Set 1 用于 CSI。Set 5 用于 Prolo 注射。 **注射器**：3 ml 用于 CSI 或 Prolo 注射。 **药物**：CSI 使用 20 mg 曲安奈德（0.5 ml）及 1% 利多卡因（1 ml）。Prolo 注射使用 2 ml 按体积比 50∶50 配制的 50% 右旋糖及 1% 利多卡因。 **穿刺针**：1 ～ 1.5 英寸，25 G 或 27 G。
注射技术	以胫骨长轴切面扫查三角韧带，采用平面内技术从远端以约 20° ～ 30° 的角度进针，针尖斜面朝下，针尖对准韧带（图 10.3.13.D，E）。进行 CSI 时，应将针尖穿刺至韧带上方，注入少量药液以分离层面，如需要，可重新定位针尖，再注入剩余药物。如进行 Prolo 注射，应将针尖刺入韧带内，使用开窗技术注射药液。应注意避免损伤附近走行的胫骨后肌腱。

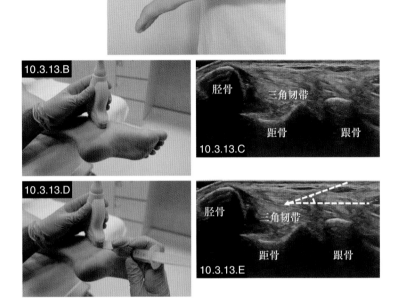

图 10.3.13 三角韧带注射

患者取仰卧位，脚部悬空于治疗床边缘，脚可稍向外旋以暴露内侧结构。将超声探头以长轴切面放置于三角韧带上方，采用平面内技术从远端进行穿刺。在进行 CSI 时，针尖应置于韧带上方，而进行 Prolo 注射时应将针尖刺入韧带内部。

10.3.14　前下胫腓韧带

患者体位	对于前下胫腓韧带（anterior-inferior tibio-fibular ligament, AITFL），患者取仰卧位，膝关节屈曲约 45°，如需要可采用支架进一步固定肢体（图 10.3.14.A）。脚保持中立位放置在治疗床上。
确认解剖结构	探头以短轴切面放置在腓骨及胫骨远端前方，显示前下胫腓韧带图像。在这一位置，可见前下胫腓韧带的长轴切面图像走行于上述两骨之间（图 10.3.14.B，C）。
注射操作	CSI 用于疼痛症状。 Prolo 注射用于韧带轻微破坏或部分撕裂。
建议使用的探头	线阵探头，6 ~ 15 mHz。 曲棍球棒探头，8 ~ 18 mHz。
建议采用的设备	**设备准备**：Set 1 用于 CSI。Set 1 用于 Prolo 注射。 **注射器**：3 ml 用于 CSI 或 Prolo 注射。 **药物**：CSI 使用 20 mg 曲安奈德（0.5 ml）及 1% 利多卡因（1 ml）。Prolo 注射使用 2 ml 按体积比 50：50 配制的 50% 右旋糖及 1% 利多卡因。 **穿刺针**：1 ~ 1.5 英寸，25 G 或 27 G。
注射技术	以短轴切面扫查胫骨及腓骨远端，可见前下胫腓韧带的长轴切面走行其间，采用平面内技术从内侧或外侧以约 10° ~ 20° 的角度进针，针尖斜面朝下，针尖对准韧带（图 10.3.14.D，E）。进行 CSI 时，应将针尖穿刺至韧带上方，注入少量药液。层面分离后，可重新定位针尖，再注入剩余药物。 如进行 Prolo 注射，应将针尖刺入韧带内，穿刺到位后，使用开窗技术注射药液。

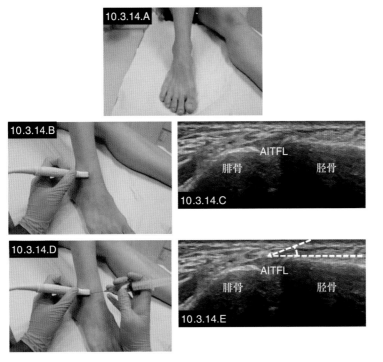

AITFL，前下胫腓韧带

图 10.3.14 前下胫腓韧带注射

患者取仰卧位，膝关节屈曲 45°，脚放在治疗床上。调整超声探头以显示前下胫腓韧带的长轴图像，采用平面内技术进针。在进行 CSI 时，针尖应置于韧带上方，而进行 Prolo 注射时应将针尖刺入韧带内部。

10.3.15 足底筋膜炎 (译者注：综合上下文，考虑作者原意应为足底筋膜)

患者体位	对于足底筋膜炎（plantar fasciitis，PF），患者取俯卧位，腿完全伸展，脚悬空于治疗床边缘外（图 10.3.15.A，D）（译者注：结合下图内容，此处应为 A，B）。在脚背前方和治疗床之间垫一毛巾卷可帮助固定踝部。
确认解剖结构	将超声探头沿足部长轴放置，在长轴切面下追踪扫查足底筋膜［译者注：原文使用首字母缩写词"PF"，因足底筋膜炎（plantar fasciitis）和足底筋膜（plantar fascia）的缩写词均为 PF，而考虑上、下文，译为足底筋膜更为合理］，并保持跟骨在视野中。可见 PF 附着在根骨上，通常典型表现为内侧束增厚。将探头旋转 90°，在短轴切面下可见足底筋膜附着于跟骨（图 10.3.15.C，D）。
注射操作	CSI 用于疼痛症状。 Prolo 注射用于退行性改变或内部结构撕裂。
建议使用的探头	线阵探头，6 ~ 15 mHz。
建议采用的设备	**设备准备**：Set 1 用于 CSI。Set 5 用于 Prolo 注射。 **注射器**：3 ml 用于 CSI 或 Prolo 注射。 **药物**：CSI 使用 20 mg 曲安奈德（0.5 ml）及 1% 利多卡因（1 ml）。Prolo 注射使用 2 ml 50：50 比例配制的 50% 右旋糖及 1% 利多卡因。 **穿刺针**：1.5 ~ 2.0 英寸，25 G 或 27 G。
注射技术	在进行 CSI 治疗时，最好以短轴切面显示足底筋膜，采用平面内技术从内侧进行穿刺，针尖斜面朝上。应尽量使穿刺针平行于超声探头。将针尖置于足底筋膜和脂肪垫之间（图 10.3.15.E，F）即可注射药液，但须注意不要将药液注入足底筋膜内部，这会有导致足底筋膜断裂的风险。组织平面分离后，如需要可再次定位针尖位置，然后注射剩余药液。 如进行 Prolo 注射，采用类似方法进行穿刺，但应将针尖直接刺入足底筋膜内部（图 10.3.15.G），采用开窗技术注射药液。对于以上两种治疗，也可旋转探头至长轴切面，采用平面外技术进行穿刺并识别韧带的位置。

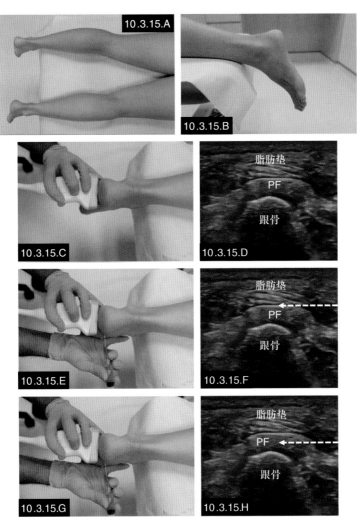

PF，足底筋膜

图 10.3.15　足底筋膜的注射治疗

患者取俯卧位，膝关节完全伸展，脚悬空于床边。将探头以短轴切面放置于 PF 上方，采用平面内技术从内侧进针进行穿刺。在进行 CSI 时，针尖应置于韧带与脂肪垫之间，而进行 Prolo 注射时应将针尖刺入韧带内部。

10.3.16　侧副韧带

患者体位	对于侧副韧带（collateral ligaments，CL），患者取仰卧位，膝关节屈曲约 45°，如需要可采用支架固定（图 10.3.16.A）。脚放在检查床上，根据需要治疗韧带的位置，可将脚踝略微内翻或外翻。
确认解剖结构	在对侧副韧带进行扫查时，将超声探头沿长轴切面放置在患侧关节上方，随后在短轴切面下识别该关节，超声下可见韧带覆盖并跨越关节（图 10.3.16.B，C）。
注射操作	CSI 用于疼痛症状。 Prolo 注射用于退行性改变或内部结构撕裂。
建议使用的探头	曲棍球棒探头，8 ～ 18 mHz。
建议采用的设备	**设备准备**：Set 1 用于 CSI。Set 5 用于 Prolo 注射。 **注射器**：3 ml 用于 CSI 或 Prolo 注射。 **药物**：CSI 使用 20 mg 曲安奈德（0.5 ml）及 1% 利多卡因（0.5 ml）。Prolo 注射使用 2 ml 按体积比 50：50 配制的 50% 右旋糖及 1% 利多卡因。 **穿刺针**：1.5 ～ 2.0 英寸，25 G 或 27 G。
注射技术	以长轴切面扫查侧副韧带，采用平面内技术从近端方向以约 10° ～ 20° 的角度进行穿刺，针尖斜面朝下，针尖对准韧带（图 10.3.16.D，E）。将针尖刺入韧带内，可采用开窗技术进行 Prolo 注射。也可采用平面外技术进行穿刺，但在韧带内识别针尖位置可能更具挑战性（图 10.3.16.F，G）。 在进行 CSI 治疗时，针尖穿刺至韧带上方即可注入少量药液以分离层面。如需要此时可再次定位针尖位置，然后注射剩余药液。应注意避免损伤韧带附近的神经血管结构。

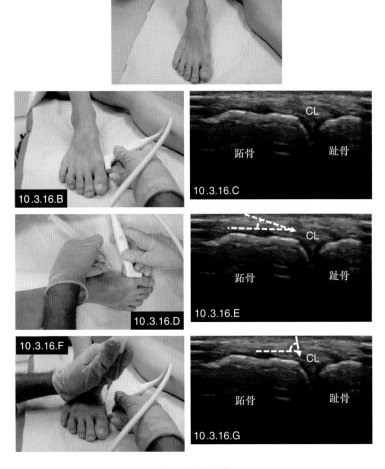

CL，侧副韧带

图 **10.3.16** 侧副韧带的注射治疗

患者取仰卧位，膝关节屈曲 45°，将脚放置在床上。将探头以长轴切面放置于侧副韧带上方，采用平面内或平面外技术进行穿刺。在进行 CSI 时，针尖应置于韧带上方，而进行 Prolo 注射时应将针尖刺入韧带内部。

神经注射

　　足踝周围的神经较少实施注射治疗，神经注射治疗包括针对踝管中的胫神经（tibial nerve，TN）及莫顿神经瘤（Morton's neuroma，MorN）中的趾神经。

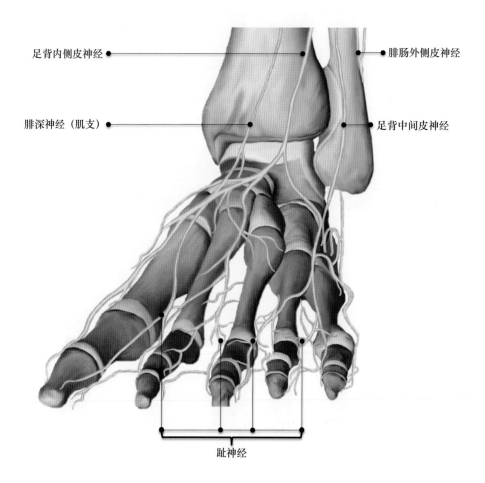

足背内侧皮神经

腓肠外侧皮神经

腓深神经（肌支）

足背中间皮神经

趾神经

10.3.17　胫神经

患者体位	对于跗管（tarsal tunnel，TT）中的胫神经（tibial nerve，TN），患者取俯卧位，膝关节伸直，脚悬垂在检查床边缘外（图10.3.17.A，B）。这一体位可暴露足踝的后内侧。如需要，可在脚背和床之间垫一毛巾，以进一步稳定脚踝。
确认解剖结构	将探头以短轴切面放置在踝关节后内侧，并从远端向下追踪至足部以扫查胫神经图像。胫骨位于其前方，屈肌支持带（flexor retinaculum，FR）在超声下呈韧带结构，沿长轴方向走行其间，这一结构即为TT的上边界。胫神经位于屈肌支持带下方的跗管内（图10.3.17.D）（译者注：据下图所示，此处标注应为图10.3.17.C，D）。
注射操作	CSI用于疼痛及压迫症状。
建议使用的探头	线阵探头，6～15 mHz。 曲棍球棒探头，8～18 mHz。
建议采用的设备	**设备准备**：Set 1用于CSI。 **注射器**：3 ml用于CSI。 **药物**：CSI使用20 mg曲安奈德（0.5 ml）及1%利多卡因（0.5 ml）。 **穿刺针**：1.5～2.0英寸，25 G或27 G。
注射技术	以跗管的短轴切面扫查位于跗管中胫神经，此平面亦可显示FR的长轴切面图像。采用平面内技术从后方以约10°～20°的角度进行穿刺。针尖斜面朝下，针尖对准屈肌支持带和血管神经束之间的层面（图10.3.17.E，F）。针尖到达这一区域后可注射少量药液，以分离屈肌支持带和血管神经束，此时可再次定位针尖位置，然后注射剩余药液。应注意避免损伤踝关节内侧周围的肌腱及神经血管结构。重要的是在注射过程中不要触及神经，因为这会引起严重的疼痛。

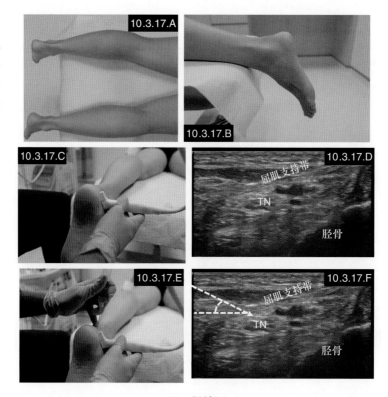

TN，胫神经

图 10.3.17　胫神经的注射治疗

患者取俯卧位，膝关节完全伸展，脚悬垂于床边。超声探头以屈肌支持带长轴切面方向置于其上方，此时显示的为胫神经的短轴图像。采用平面内技术从后方进针，将针尖置于胫神经和支持带之间。须注意避免针尖触及神经。

10.3.18 莫顿神经瘤（跖间神经瘤）

患者体位	对于莫顿神经瘤（Morton's neuroma，MorN），患者取仰卧位，膝关节完全伸直放在检查床上。脚置于中立和放松的位置（图 10.3.18.A）。在检查床和脚跟之间垫一毛巾卷有助于稳定足部。
确认解剖结构	扫查莫顿神经瘤时，超声探头以足底短轴切面放置在足跖面，同时使跖骨头位于视野内（图 10.3.18.B，C）。当受到挤压时，可观察到跖骨头之间出现低回声肿物，并可能伴有 Mulder 弹响。在长轴切面下观察趾蹼间隙，在跖骨头水平周围可看到低回声区域，在足背侧施加压力可压缩该区域（图 10.3.18.D，E）。
注射操作	CSI 用于疼痛症状。
建议使用的探头	线阵探头，6 ～ 15 mHz。
建议采用的设备	**设备准备**：Set 1 用于 CSI。 **注射器**：3 ml 用于 CSI。 **药物**：CSI 使用 20 mg 曲安奈德（0.5 ml）及 1% 利多卡因（0.5 ml）。 **穿刺针**：1.5 ～ 2.0 英寸，25 G 或 27 G。
注射技术	超声探头短轴切面下扫查莫顿神经瘤，采用平面外技术从足背方向进针，针尖垂直于皮肤表面（图 10.3.18.F，G）。当显示针尖在趾蹼间隙中时，回抽注射器无血可注射药液。也可采用平面内技术，探头在长轴切面下，穿刺针通过远端经趾蹼间隙以 10° ～ 20° 角度进针，直接穿刺至神经瘤（图 10.3.18.H，I）。回抽注射器无血后，可进行注射，图像中可见药液流入低回声区域。

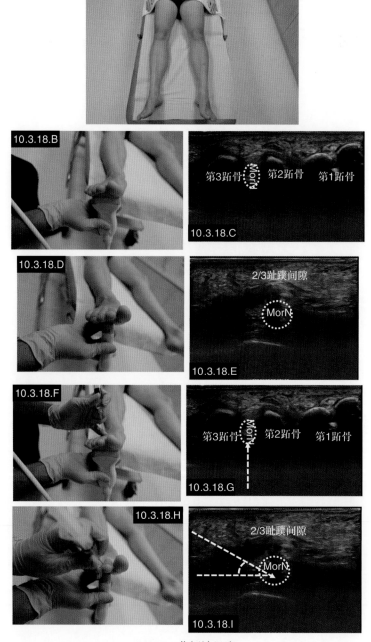

MorN，莫顿神经瘤

图 10.3.18　莫顿神经瘤的注射治疗

患者取仰卧位，膝关节完全伸展，脚悬垂于床边外。超声探头以长轴切面放置于足跖面，采用平面内技术经趾蹼间隙进针，也可采用平面外技术经足背穿刺。

肌肉注射

脚踝周围肌肉常见注射位置包括腓肠肌和比目鱼肌之间的平面。

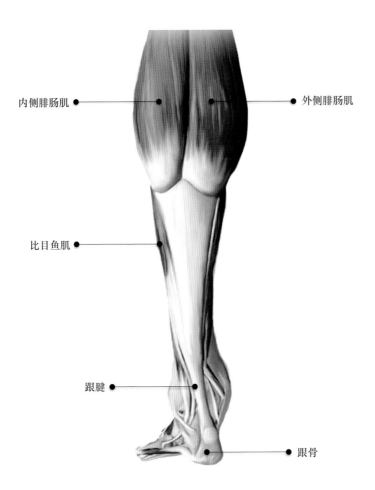

内侧腓肠肌

外侧腓肠肌

比目鱼肌

跟腱

跟骨

10.3.19 小腿撕裂

患者体位	评估小腿撕裂（calf tear，CT）时，患者取俯卧位，膝关节完全伸直，脚悬垂于检查床边缘外（图 10.3.19.A）。如患者保持这个姿势很痛苦，可在小腿下垫一毛巾卷，可减轻小腿的负重，同时有助于稳定腿部。
确认解剖结构	超声探头以短轴切面，扫查腓肠肌和比目鱼肌，观察有无肌肉撕裂，撕裂通常位于两块肌肉之间，超声下显示为低回声区域（图 10.3.19.B，C）。将探头旋转至长轴视图可以评估撕裂范围的全程（图 10.3.19.D，E）。
注射操作	抽吸及 PRP 注射用于肌肉撕裂。
建议使用的探头	线阵探头，6～15 mHz。
建议采用的设备	**设备准备**：Set 4 用于 PRP 注射。 **注射器**：10 ml 用于抽吸积血。 **穿刺针**：1.5～2.0 英寸，21 G 或 23 G。 标准或所在机构采用的 PRP 制剂。
注射技术	超声探头以短轴切面扫查 CT，可采用平面内技术从内侧或外侧以约 30°～45° 的角度穿刺进针，具体角度取决于体型（图 10.3.19.F，G）。针尖斜面朝下，进针至撕裂及血肿位置进行抽吸。积血抽吸完成后，可换成 PRP 制剂的注射器，在这一间隙内进行缓慢注射。也可在长轴切面下，采用平面内技术以 20°～30° 的角度穿刺进针，进行上述操作，但此种方法须穿过更多完整的肌肉才能到达撕裂处，因此存在更大的损伤附带结构的可能性（图 10.3.19.H，I）。治疗后须重点注意患肢避免负重并加压包扎患处。

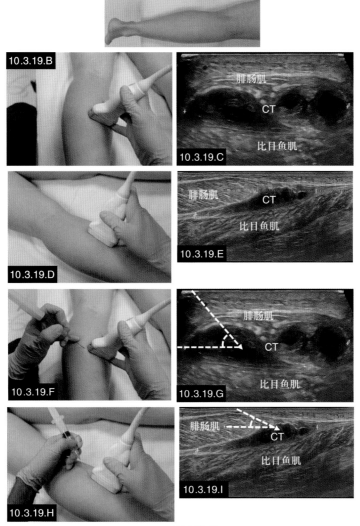

CT，小腿撕裂

图 10.3.19 小腿撕裂的注射治疗

患者取俯卧位，膝关节完全伸展，脚悬垂于床边外。注射治疗在肌肉的长轴切面或短轴切面下均可进行，均采用平面内技术进针。先抽吸撕裂处的积血，随后用同一注射针注射 PRP。

（姜妤 译 陶涛 校）

参考书目

1. Hall DE, Prochazka AV, Fink AS. Informed consent for clinical treatment. *Can Med Assoc J*. 2012;184(5):533−540.
2. Kadam RA. Informed consent process: A step further towards making it meaningful!. *Perspect Clin Res*. 2017;8(3):107−112.
3. Shah P, Thornton I, Turrin D, Hipskind JE. Informed consent. In: *StatPearls [Internet]*. Treasure Island (FL): StatPearls Publishing; 2020.
4. Shah A, Mak D, Davies AM, James SL, Botchu R. Musculoskeletal corticosteroid administration: current concepts. *Can Assoc Radiol J*. 2019;70(1):29−36.
5. Tay M, Sim H-SS, Eow C-Z, Lor K-HK, Ong J-H, Sirisena D. Ultrasound-guided lumbar spine injection for axial and radicular pain: a single institution early experience. *Asian Spine J*. 2021;15(2):216−223.
6. MacMahon PJ, Eustace SJ, Kavanagh EC. Injectable corticosteroid and local anesthetic preparations: a review for radiologists. *Radiology*. 2009;252:647−661.
7. Kompel AJ, Roemer FW, Murakami AM, Diaz LE, Crema MD, Guermazi A. Intra-articular corticosteroid injections in the hip and knee: perhaps not as safe as we thought? *Radiology*. 2019;293(3):656−663.
8. Klocke R, Levasseur K, Kitas GD, Smith JP, Hirsch G. Cartilage turnover and intra-articular corticosteroid injections in knee osteoarthritis. *Rheumatol Int*. 2018;38(3): 455−459.
9. Maldonado DR, Mu BH, Ornelas J, et al. Hip-spine syndrome: the diagnostic utility of guided intra-articular hip injections. *Orthopedics*. 2020;43(2):e65−e71.
10. Becker DE, Reed KL. Local anesthetics: review of pharmacological considerations. *Anesth Prog*. 2012;59:90−102.
11. Cherobin A, Tavares GT. Safety of local anesthetics. *An Bras Dermatol*. 2020;95(1): 82−90.
12. Kreuz PC, Steinwachs M, Angele P. Single-dose local anesthetics exhibit a type-, dose-, and time-dependent chondrotoxic effect on chondrocytes and cartilage: a systematic review of the current literature. *Knee Surg Sports Traumatol, Arthroscopy*. 2018;26(3): 819−830.
13. De Lucia O, Murgo A, Pregnolato F, et al. Hyaluronic acid injections in the treatment of osteoarthritis secondary to primary inflammatory rheumatic diseases: a systematic review and qualitative synthesis. *Adv Ther*. 2020;37(4):1347−1359.
14. Snetkov P, Zakharova K, Morozkina S, Olekhnovich R, Uspenskaya M. Hyaluronic acid: the influence of molecular weight on structural, physical, physico-chemical, and degradable properties of biopolymer. *Polymers*. 2020;12(8).
15. Zhao J, Huang H, Liang G, Zeng LF, Yang W, Liu J. Effects and safety of the combination of platelet-rich plasma (PRP) and hyaluronic acid (HA) in the treatment of knee osteoarthritis: a systematic review and meta-analysis. *BMC Muscoskel Disord*. 2020; 21(1):224.

16. Mishra A, Collado H, Fredericson M. Platelet-Rich plasma compared with corticosteroid injection for chronic lateral elbow tendinosis. *PM R*. 2009;1(4):366−370.

17. Jain K, Murphy PN, Clough TM. Platelet rich plasma versus corticosteroid injection for plantar fasciitis: a comparative study. *Foot*. 2015;25(4):235−237.

18. Everhart JS, Cole D, Sojka JH, et al. Treatment options for patellar tendinopathy: a systematic review. *Arthroscopy*. 2017;33(4):861−872.

19. Yerlikaya M, Talay Calis H, Tomruk Sutbeyaz S, et al. Comparison of effects of leukocyte-rich and leukocyte-poor platelet-rich plasma on pain and functionality in patients with lateral epicondylitis. *Arch Rheumatol*. 2018;33(1):73−79.

20. O'Connell B, Wragg NM, Wilson SL. The use of PRP injections in the management of knee osteoarthritis. *Cell Tissue Res*. 2019;376:143−152.

21. Eymard F, Ornetti P, Maillet J, et al. Intra-articular injections of platelet-rich plasma in symptomatic knee osteoarthritis: a consensus statement from French-speaking experts. *Knee Surg, Sports Traumatol, Arthroscopy*. 2020. https://doi.org/10.1007/s00167-020-06102-5.

22. Hauser RA, Lackner JB, Steilen-Matias D, Harris DK. A systematic review of dextrose prolotherapy for chronic musculoskeletal pain. *Clin Med Insights Arthritis Musculoskelet Disord*. 2016;9.

23. Dwivedi S, Sobel AD, DaSilva MF, Akelman E. Utility of prolotherapy for upper extremity pathology. *J Hand Surg Am*. 2019;44(3):236−239.

24. Distel LM, Best TM. Prolotherapy: a clinical review of its role in treating chronic musculoskeletal pain. *PM R*. 2011;3(6 Suppl 1):S78−S81.

25. Reeves KD, Sit RW, Rabago DP. Dextrose prolotherapy: a narrative review of basic science, clinical research, and best treatment recommendations. *Phys Med Rehabil Clin N Am*. 2016;27(4):783−823.

26. Sit RW, Chung V, Reeves KD, et al. Hypertonic dextrose injections (prolotherapy) in the treatment of symptomatic knee osteoarthritis: a systematic review and meta-analysis. *Sci Rep*. 2016;6:25247.

27. Sarah M, Chan O, King J, et al. High volume image-guided Injections for patellar tendinopathy: a combined retrospective and prospective case series. *Muscles, Ligaments Tendons J*. 2014;4(2):214−219.

28. Abdelbary MH, Bassiouny A. Ultrasound guided injection in patellar tendinopathy; clinical outcomes of platelet-rich plasma compared to high-volume injection. *Egypt J Radiol Nuclear Med*. 2018;49(4):1159−1162.

29. Klontzas ME, Vassalou EE, Zibis AH, Karantanas AH. The effect of injection volume on long-term outcomes of US-guided subacromial bursa injections. *Eur J Radiol*. 2020;129:109113.

30. van der Vlist AC, van Oosterom RF, van Veldhoven PLJ, et al. Effectiveness of a high volume injection as treatment for chronic Achilles tendinopathy: randomised controlled trial. *Br Med J*. 2020;370. https://doi.org/10.1136/bmj.m3027.

31. Kim DY, Lee SS, Nomkhondorj O, et al. Comparison between anterior and posterior approaches for ultrasound-guided glenohumeral steroid injection in primary adhesive capsulitis: a randomized controlled trial. *J Clin Rheumatol*. 2017;23(1):51−57.

32. Uppal HS, Evans JP, Smith C. Frozen shoulder: a systematic review of therapeutic options. *World J Orthoped*. 2015;6(2):263−268.

33. Rymaruk S, Peach C. Indications for hydrodilatation for frozen shoulder. *EFORT Open Rev*. 2017;2(11):462−468.

34. Xiao RC, Walley KC, DeAngelis JP, Ramappa AJ. Corticosteroid injections for adhesive capsulitis: a review. *Clin J Sport Med.* 2017;27(3):308−320.

35. Catapano M, Mittal N, Adamich J, Kumbhare D, Sangha H. Hydrodilatation with corticosteroid for the treatment of adhesive capsulitis: a systematic review. *PM R.* 2018;10(6): 623−635.

36. Saltychev M, Laimi K, Virolainen P, Fredericson M. Effectiveness of hydrodilatation in adhesive capsulitis of shoulder: a systematic review and meta-analysis. *Scand J Surg.* 2018;107(4):285−293.

37. Cardone DA, Tallia A. Joint and soft tissue injection. *Am Fam Physician.* 2002;66(2): 283−288.

38. Kruse DW. Intraarticular cortisone injection for osteoarthritis of the hip. Is it effective? Is it safe? *Curr Rev Musculoskel Med.* 2008;1(3−4):227−233.

39. Pekarek B, Osher L, Buck S, Bowen M. Intra-articular corticosteroid injections: a critical literature review with up-to-date findings. *Foot.* 2011;21(2):66−70.

40. Di Matteo B, Filardo G, Presti ML, Kon E, Marcacci M. Chronic anti-platelet therapy: a contraindication for platelet-rich plasma intra-articular injections? *Eur Rev Med Pharmacol Sci.* 2014;18:55−59.

41. Kumar Sahu A, Rath P, Aggarwal B. Ultrasound-guided injections in musculo-skeletal system - an overview. *J Clin Orthop Trauma.* 2019;10(4):669−673.